项目编号：240102

项目类别：2024 年武汉音乐学院教学研究项目："课程思政"建设项目重点项目

项目名称：高校音乐治疗专业课程思政融入路径及推广

旋律中的成才
音乐治疗助力儿童社会性发展

何宇鹏　著

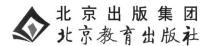

北京出版集团

北京教育出版社

图书在版编目（CIP）数据

旋律中的成才：音乐治疗助力儿童社会性发展 ／ 何
宇鹏著 . -- 北京 ： 北京教育出版社，2024. 6. -- ISBN
978-7-5704-6710-5

Ⅰ . R454. 3；G610

中国国家版本馆 CIP 数据核字第 2024Q42M28 号

旋律中的成才
音乐治疗助力儿童社会性发展

何宇鹏　著

*

北 京 出 版 集 团
北京教育出版社　出版
（北京北三环中路 6 号）
邮政编码：100120
网址：www.bph.com.cn
京版北教文化传媒股份有限公司总发行
全国各地书店经销
河北宝昌佳彩印刷有限公司印刷

*

710 mm×1 000 mm　16 开本　9.5 印张　137 千字
2024 年 6 月第 1 版　2024 年 6 月第 1 次印刷
ISBN 978-7-5704-6710-5
定价：58.00 元

版权所有　翻印必究

质量监督电话：（010）58572525　58572393
购书电话：18133833353

前　言

　　《旋律中的成才：音乐治疗助力儿童社会性发展》是一本全面探讨音乐治疗在促进儿童社会性发展中的作用的专著。本书共分为六章，系统地介绍了音乐治疗的理论基础、实践应用及在儿童成长过程中的重要性。

　　第一章"音乐治疗的概述"追溯了音乐治疗在西方和中国的发展历史，并从不同文化背景出发定义了音乐治疗的概念。读者可以从中了解音乐治疗的演变过程，以及它在不同国家和文化中的独特实践。

　　第二章"儿童心理与社会性发展"深入探讨了儿童的心理成长和社交能力的发展过程，从精神分析、行为主义、认知发展理论等多种理论视角，为读者呈现了儿童社会性成长的复杂性和多维度。

　　第三章"音乐治疗与儿童社会性"具体阐述了音乐治疗在改进儿童的社交技能、社会认知、社会情感和社会行为方面的实际效果，以及音乐治疗如何帮助儿童更好地理解社交情境、处理人际关系中的情感冲突。

　　第四章"实际应用与案例分析"以一系列的研究方法、音乐治疗活动和案例为基础，展示了音乐治疗的具体应用。研究结果和研究结论部分提供了丰富的数据支持，做到了理论与实践相结合，能够给予音乐治疗师和儿童心理专家一些实用的参考。

　　第五章"音乐治疗师的素质要求与职业伦理"强调了音乐治疗师

的专业素质和道德责任。此章不仅讨论了音乐治疗师应具备的技能和品质，还探讨了其在音乐治疗实践中应遵循的职业伦理，从而在确保儿童受益的同时，治疗过程的正当性和安全性得到保障。

第六章"儿童的团体音乐治疗活动"详细介绍了一系列精心设计的团体音乐治疗活动，目的是通过有针对性的策略，有效地促进儿童社交技能和情感表达能力的提高。

目 录

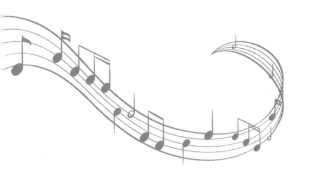
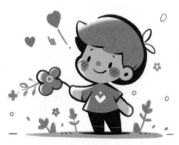

第一章　音乐治疗的概述

音乐，作为一种全球普遍存在的文化现象，自古以来就被认为具有治愈心灵的能力。从古老的仪式使用音乐来祈雨和避邪，到古希腊哲学家赞扬音乐对身心健康的积极影响，音乐一直在人类历史中扮演着治疗师的角色。音乐治疗作为一门学科和系统化的实践，是在 20 世纪初随着心理学、医学和教育等学科的进步而逐渐发展起来的。本章将详细阐述音乐治疗在西方及中国的发展历史，并在此基础上探讨音乐治疗的定义。

第一节　音乐治疗的发展历史

一、音乐治疗在西方的发展历史

　　音乐治疗可以追溯到史前时代，那时，音乐与超自然力量紧密关联，人们相信音乐可以影响身心健康。受科学技术发展水平的限制，当时的人们将所有说不清的现象都用超自然的方法进行解释。在一些文化中，人们相信音乐具有沟通神灵的力量，因此，音乐被广泛应用于各种宗教活动及魔法仪式中，用来祈求神明的护佑。除此之外，在有些部落文化中，疾病被认为是受到恶魔的攻击而造成的。根据造成疾病的恶魔种类，巫师会采用不同的音乐进行治疗。三万年前的原始人，通过敲击石器为舞俑伴奏治疗疾病，至今，在一些原始部落中，巫师乐舞仍是治病的主要手段。原始部落中的巫师实际上兼管音乐活动和医生的职责。他们相信音乐能与神灵沟通，因此在治疗患者时，对患者手舞足蹈，哼唱小调，使病人的情绪得到缓解，心情变得舒畅。

　　从古希腊古罗马时期直至 20 世纪初，逐渐出现了大量关于音乐与生理和心理健康的论述、实验和报告，越来越多的哲学家、音乐家、医生等基于临床实践阐释音乐对人类健康影响。

在古希腊传说中，太阳神阿波罗是掌管音乐和医疗的神。据说，当他同时拨奏诗琴的两根弦时，就可以减轻受箭伤的人的痛苦。古希腊人默认音乐和医疗归属同一个神来掌管，可知，他们当时已经知道音乐和健康是相互联系的，并且意识到音乐对人类健康十分重要。柏拉图（Plato）是古希腊伟大的哲学家，他在《理想国》（又译为《国家篇》）中提到，"体育和音乐对于人类教育来说是非常重要的，体育训练体质，音乐训练心智，只有那些能够把体育和音乐两者保持平衡的人，才能被称为是和谐的人"（柏拉图，2015）。音乐可以通过三种方式对意志产生影响：音乐能够激励行动；音乐能够强健体魄和净化心灵；音乐可以中断正常的意志力量，致使人的活动成为无意识行动。毕达哥拉斯（Pythagoras）首先提出了"音乐医学"的概念，即音乐可以通过影响灵魂的和谐，增加或解除人的激情作用，运用适当的音乐可以调节人的身心。这科学地指出了音乐对人心理发展的影响。

古希腊人将音乐广泛应用于医疗实践，来帮助病人康复。但随着罗马帝国的衰败，西方文明进入漫长而沉闷的中世纪。受到基督教的影响，人们对疾病的态度产生了改变。但音乐仍然被运用在宗教活动和巫术仪式中，对病人也起着一定的作用。例如，当时流行于意大利和西班牙的毒蜘蛛舞蹈症，就是利用音乐和舞蹈达到治疗目的的（Horden，2000）。罗马基督教哲学家波依提乌斯（Boethius）的《音乐的结构》认为，人性的音乐反映了人体的和谐和精神的和谐，会对人的肉体和精神的健康产生作用。

文艺复兴时期是富有生气、富有创造力的时期。当时，医学得到充分发展，音乐也逐渐从宗教神学的枷锁中解放出来。音乐的治疗功能再次引起人们的重视，许多医生和科学家在音乐中得到了启发，开始深入观察音乐对人甚至对动物的影响。罗伯特·伯顿（Robert Burton）是近代早期英国的牧师、文学家，同时是一名医生。他在《忧郁的解剖》中提到，音乐除了有无穷的力量可以驱赶许多疾病，还是治疗绝望和忧郁的极好方法。他自己患有慢性抑郁症，所以关于音乐作用的论述大多来自亲身体验。音乐不但可以用来治疗抑郁症，还被作为预防性药物应用，成为调节情绪的有力工具。

巴洛克时期的音乐注重情感的表达和戏剧性的展现。这个时期的人们更加注重音乐的治疗作用，开始运用歌唱疗法改善抑郁心境。此外，还有研究者利用竖琴治愈在战争中失去爱子并患上抑郁症的父母的个案报告，以及利用长笛特有的振动音缓解坐骨神经痛的研究。

到1800年，随着药物和外科手术的运用，诊断和治疗疾病的科学方法开始发挥更重要的作用。此时，人们越来越关心身心疾病的治疗，促使医生对辅助治疗手段产生了兴趣，开始了对音乐心理治疗的研究。阿特丽（Atlee）在他的一篇文章中写道，音乐可以用来治疗多种精神疾病。他观察到，精神和身体之间有一种强烈的联系，提倡使用患者文化中的音乐来引发患者愉快的记忆。塞缪尔·马修斯（Samuel Mathews）在他的学位论文中特别关注了一种包含幻觉症状的精神疾病——亨廷顿舞蹈症，他倡导使用现场音乐来治疗该疾病，并强调了身心联系的重要性。这两篇文章的许多观点至今仍然适用。例如，让患者参与现场音乐治疗过程和选择患者喜欢的音乐，以及承认音乐家和非音乐家对音乐刺激反应的差异。

音乐治疗的发展使其在特殊教育中的运用受到重视，并开始用于残疾人心理治疗（Darrow et al.，1985）。1832年，塞缪尔·格里德利（Samuel Gridley）在马萨诸塞州的柏金斯盲人学院设置了音乐课程，并聘请专业音乐家来教授钢琴和声乐。此外，纽约的盲人学校和康涅狄格州的聋人收容所也开展了相关的音乐教育活动。

在19世纪的最后30年里，医学杂志上出现了三篇记录音乐治疗实践的重要报告。第一篇是题为《音乐是心灵的良药》的短文，被发表在1878年的《弗吉尼亚医学月刊》上。这篇文章记录了一系列实验，描述了精神病患者对现场声乐和器乐的反应。音乐家为病人演奏音乐，随后又进行了九次个体治疗，其间有医生协助统计病人在聆听西方古典音乐时的心率和呼吸率的生理数据，记录每个病人对音乐的反应。这种用大型现场音乐来减轻精神病人痛苦的尝试是美国历史上前所未有的。第二篇是由著名精神病学家和精神健康倡导者乔治·奥尔德·布鲁默（George Alder Blumer）撰写的《音乐与精神的关系》，被发表在 1892 年的《美国精神错乱杂志》上。这篇文章的重点是支持由提卡州立医院为精神疾病患者提供音乐治疗。她非常相信音乐可以作为一种治疗方法，并聘请音乐家为医院的病人表演。第三篇记录了神经学家詹姆斯·伦纳德·康宁（James Leonard Corning）进行的一系列著名的实验。他将音乐与视觉图像结合起来，并偶尔使用药物，来治疗患有轻度心理和情绪障碍的病人。文章指出，人们在睡觉时，认知过程将暂停，从而允许音乐进入潜意识中，且古典音乐的使用有助于在患者脑中构建积极的形象，从而取代患者之前消极的想法和感受，进而提高患者的睡眠质量，改变他们的人生观。

20 世纪以后，随着科学的进步，音乐治疗也获得很大发展。在 20 世纪的最初几年，音乐治疗在北美的临床实践中得到了前所未有的推广。伊娃·奥古斯塔·维萨留斯（Eva Augusta Vescelius）、伊萨·莫德·伊尔森（Isa Maud Ilsen）、哈里特·艾耶尔·西摩（Harriet Ayer Seymour）和威廉·范德瓦尔（Willem van de Wall）等音乐家，都积极倡导音乐治疗，并向其他音乐家和卫生保健专业人员推广音乐治疗。

维萨留斯相信，将音乐和精神意象结合起来，可以治疗患有各种精神和身体疾病的病人。她会亲自挑选每一首古典音乐作品，并聘请乐器演奏者和声乐演唱者，同时利用心理意象来传达积极的思想。1903年，维萨留斯成立了第一个推广音乐治疗的组织——国家音乐治疗协会（National Society of Music Therapeutics）。她的目标是"研究音乐与生活的关系，并促进音乐在家庭、精神病医院和监狱中的治疗作用"（Vescelius，1913）。除此之外，她还在杂志上发表了有关音乐治疗的精彩观点。伊尔森是一位音乐家，同时是一位训练有素的护士。她于1919年在哥伦比亚大学教授短期音乐治疗课程。1926年，她成立了第二个美国音乐治疗组织——国家医院音乐协会（National Association for Music in Hospitals）。西摩是一名教育家和音乐治疗师，她出版了许多关于音乐教育及音乐治疗的著作。她曾作为音乐治疗师为第一次世界大战及第二次世界大战的老兵服务，同时教授音乐治疗课程，并于1941年建立了国家音乐治疗基金，向公众推广音乐治疗。范德瓦尔致力音乐治疗在精神病医院和监狱中的运用。20世纪20年代后期，范德瓦尔在宾夕法尼亚州州立精神病医院发起了第一个医院中的音乐项目。之后，他担任了医院应用音乐委员会的主席，目的是要监督精神病医院中音乐治疗项目的发展情况。

真正促使美国音乐治疗迅速发展的是第一次世界大战。在第一次世界大战中，音乐治疗被用来帮助那些肢体受伤的伤兵恢复肌肉和关节的功能。到第二次世界大战时，由于当时医疗和生活条件十分恶劣，美国一所野战医院的手术后感染率和死亡率均非常高，士兵的情绪也十分低落。有一位医生想到用留声机播放士兵熟悉的家乡歌曲来缓解他们的情绪。神奇的是，手术后的感染率大大下降，死亡率也随之下降，甚至手术后的愈合期也明显缩短。之后，使用音乐治疗伤员的计划在许多军医院里得以实施。第二次世界大战结束后，许多专业音乐协会、慈善机构和退伍军人管理局等开始筹集资金购买乐器，并招募志愿音乐家在退伍军人医院工作，帮助患有精神障碍和身体残疾的归国士兵（Boxberger，1963）。

1944年和1946年，美国密歇根州立大学和堪萨斯大学先后建立了音乐治疗课程来训练专业的音乐治疗师。其他学校也迅速跟进。于是，音乐治疗作为一门新兴的学科诞生了。与密歇根州立大学的项目相结合，韦恩县总医院建立了美国第一个音乐治疗实习基地。

随着音乐治疗专业地位的不断提高，显然需要一个专业组织来制定职业标准及准则等。1950 年 6 月，瑞·格林（Ray Green）在纽约召集了 228 名相关学者，以成立全国专业学术组织机构为题进行了广泛讨论。该会议上确定了"音乐治疗"这个学术名词，并成立了国家音乐治疗协会（National Association for Music Therapy, NAMT）。1971 年，美国成立了第二个专业组织，即美国音乐治疗协会（American Association for Music Therapy, AAMT）。AAMT 在教育、临床培训和认证方面制定了不同于 NAMT 的政策和程序。1998 年，NAMT 和 AAMT 合并成一个协会，即美国音乐治疗协会（American Music Therapy Association, AMTA）。AMTA 是目前美国规模最大、最权威的音乐治疗学术团体。

20 世纪 70 年代，音乐治疗在世界各地广泛传播，新西兰、南非、哥伦比亚、加拿大、芬兰、巴西、澳大利亚等国分别成立了相应的协会。1974 年，第一届世界音乐治疗大会在巴黎召开。1985 年，在热那亚举行的第五届世界音乐治疗大会上，世界音乐治疗联合会（The World Federation of Music Therapy, WFMT）成立，目的是在全球推广音乐治疗。从 1990 年开始，世界音乐治疗大会每两年举行一次。

二、音乐治疗在中国的发展历史

在中国，音乐治疗可以追溯到遥远的古代。先民很早就开始探索旋律与生命的秘密，且在我国古代文献中有大量关于音乐治疗的论述及临床实例。

在原始社会，人们对音乐治疗疾病的理念主要表现为巫术和迷信仪式。由于声音无形，原始人将其视为不可思议的元素。因此，巫医术士利用声音的神秘性来增强治疗效果，通过舞蹈、咏唱和小调来增强患者信心，促进他们的康复。研究者对出土的距今七八千年的新石器时代文物进行研究，发现一些图案中已有关于音乐和舞蹈的行为，并可以意会到其中的保健意义。

《吕氏春秋·古乐篇》云："昔陶唐氏之始……民气郁阏而滞着，筋骨瑟缩不达，故作为舞以宣导之。"意思是说阴康氏开始治理天下的时候，人们精神抑郁而不舒畅，筋骨蜷缩而不舒展，所以创作舞蹈加以疏导。

《乐记》是中国最早且具有比较完整体系的一部音乐理论专著，它对音乐理论进行了系统整理，确立了五音（宫、商、角、徵、羽），并深入探讨了音乐的起源、欣赏方式，以及音乐在社会和个人生活中的作用。该书云："乐者乐也，琴瑟乐心；感物后动，审乐修德；乐以治心，血气以平。"反映了音乐与心身调理的关系。

《黄帝内经》将五音与人的五脏（脾、肺、肝、心、肾）和五志（思、忧、怒、喜、恐）通过五行学说有机地联系在一起，提出："肝属木，在音为角，在志为怒；心属火，在音为徵，在志为喜；脾属土，在音为宫，在志为思；肺属金，在音为商，在志为忧；肾属水，在音为羽，在志为恐。"

《春秋左传·昭公元年》记载"中声以降。五降之后，不容弹矣。于是有烦手淫声，慆堙心耳，乃忘平和，君子弗听也。物亦如之，至于烦，乃舍也已，无以生疾。君子之近琴瑟，以仪节也，非以慆心也。天有六气，降生五味，发为五色，徵为五色，淫生六疾"。

《史记·乐书》记载，音乐可以"动荡血脉，通流精神而和正心也"。

《养生论》记载，西汉时的窦公年幼时不幸双目失明，整日郁郁寡欢，忧闷成疾。后来，他学会了弹琴，每遇不悦之事，即以琴抒怀，宣泄感情，调节心志。

《乐论》指出："乐者，使人精神平和，衰气不入，天地交泰，远物来集，故谓之乐也。"

《儒门事亲》记载"忽笛鼓应之，以治人之忧而心痛者"，即用音乐治疗忧虑心痛。

《欧阳文忠公集》记载"予尝有幽忧之疾，退而闲居，不能治也。

既而学琴于友人孙道滋，宫声数引，久而乐之，不知其疾之在体矣"。

元代名医朱震亨则明确指出："乐者，亦为药也。"即音乐也可以作为药物，为病人解除痛苦。

尽管中国古代关于音乐与健康关系的文献非常多，但就整体理论和操作方法体系而言，发展缓慢，也不系统，未得到广泛传播和应用。

现代音乐治疗在中国的发展应始于 20 世纪 80 年代。美国亚利桑那州立大学华裔音乐治疗教授刘邦瑞于 1980 年在中央音乐学院进行了一场全面、系统和科学的音乐治疗方面的学术讲座。他的讲座引起了各方学者的关注，极大地激发和鼓励了中国的音乐家和医生。随后，大量与音乐治疗相关的理论和著作相继问世。例如，1981 年，沈阳军区医院开展了将音乐信号转换成电信号的音乐电疗，随后又与传统针灸相结合，使我国的音乐治疗从一开始便具有与西方不同的特色；1984 年，北京大学心理学专家张伯源等发表了题为《音乐的身心反应研究》的实验报告；1984 年，湖南长沙马王堆疗养院开展了心理音乐疗法，为适应国内患者特定的文化背景，大量采用了中国乐曲，后来又与长沙医疗器械厂共同研制了心理音乐治疗机，并在全国推广；1985—1986 年，北京安定医院和回龙观医院与音乐治疗专家张鸿懿等合作，先后开展了老年忧郁症的主动治疗和慢性精神分裂症的操作性音乐治疗。

1989 年，中国音乐治疗学会成立。同年，中国音乐学院成立了音乐治疗大专班，开启了中国现代音乐治疗专业化发展的道路。1997 年，师从美国音乐治疗协会前主席、世界音乐治疗联合会主席 Maranto 博士的音乐治疗学专家高天，在中央音乐学院创立了我国第一所专门的音乐治疗研究机构——中央音乐学院音乐治疗研究中心。2008 年汶川地震时，中央音乐学院音乐治疗团队深入灾区为受灾群众进行心理援助，为很多在地震中痛失至亲的灾民治愈了心理上的创伤，这也让中国音乐治疗的实践，逐渐走入大众视野。2018 年音乐治疗专业（130210T）作为二级学科列入教育部《普通高等学校本科专业目录》。目前，越来越多的高校开设了音乐治疗相关课程，音乐治疗在各个领域的运用也越发广泛。

第二节　音乐治疗的定义

一、西方关于音乐治疗的定义

在音乐治疗学的发展进程中，美国作为现代音乐治疗学科的发源地，对音乐治疗的发展起到了引领作用。1980 年，美国国家音乐治疗协会出版的《音乐治疗的专业》中的音乐治疗定义如下：使用音乐来达成治疗性的目标——修复、维持及改善生理和心理健康。这是系统性地应用音乐，随着音乐治疗师在治疗性的环境下，将可引导出期待的行为改变。这些改变促使人们接受治疗，促进他们对自身及自我的世界有更多的了解，从而能更好地适应社会。在计划及实施某些特定的音乐活动时，身为一个治疗性的专业音乐治疗师团队，要分析个人的问题及规划一般性的治疗目标，且定期评估决定了治疗历程的效益。上述对音乐治疗的定义，明确了音乐治疗的目标，强调了音乐治疗师在团队中要对来访者自身问题进行分析，以及定期对音乐治疗活动进行评估的重要性。

1997 年，美国音乐治疗协会出版的《音乐治疗手册》，对音乐治疗专业所涉及的服务领域有了更广泛的定义：音乐治疗是一门建立在与健康相结合的基础上，使用音乐与音乐活动来治疗生理、心理、认知与社会需求失常的个人的专业。目前，已有超过 5000 名音乐治疗师受雇于全美的各种场所，像医院、诊所、日常照护机构、学校、社区心理健康中心、养护之家、收容所、复健中心、矫治机构及私人执业场所等。近年来，音乐治疗的功效，如促进身体康复、增强人们对治疗的动机、为来访者及家人提供情绪上的支持、提供宣泄所有情感的途径等，在多领域得到了证实。

英国音乐治疗协会创始人朱丽叶特·阿尔文对音乐治疗的定义：将音乐以人为的控制方式使用在有心理、生理、情绪障碍的成人或儿童身上，以助于治疗、康复、教育与训练（阿尔文，1989）。

澳大利亚音乐治疗协会对音乐治疗的定义：对那些因社会交流、情绪、身体或智力缺乏应有的能力，需要特殊帮助的儿童、青少年和成人，有计划地实施音乐活动，以达到治疗的目的。

加拿大音乐治疗协会对音乐治疗的定义：音乐治疗师通过熟练使用音乐，达到促进、维护和恢复心理、生理、情感和精神健康的目的。

世界音乐治疗联合会对音乐治疗的定义：具有职业资格的音乐治疗师使用音乐元素（声音、节奏、旋律与和弦），通过一个有计划的过程推动和促进交流、联系、学习、迁移、表达、组织及其他相关的治疗目标的实现，从而满足来访者或团体在躯体、情绪、心理、社会和认知方面的需要。音乐治疗的目的是发展个体潜能或恢复原功能，从而使个体达到更好的自我整合与人际关系整合，并经由预防、康复、治疗获得更好的生活质量。

二、中国关于音乐治疗的定义

中国关于音乐治疗的定义大多是在借鉴西方关于音乐治疗的定义的基础上，经过实践与应用产生的新的认识和界定。

1988 年出版的《中国医学百科全书：康复医学》对音乐治疗做了以下定义："音乐是表达人们思想感情、反映现实生活的一种艺术。合适的音乐可以调节人们的情绪，有益于身心健康。选用音乐，以达到预防和治疗疾病、促进机体康复的方法称音乐疗法。"（陈仲武，1988）

1989 年出版的《中国大百科全书·音乐舞蹈》对音乐治疗的定义："音乐治疗是研究音乐对人体机能的作用，以及如何运用音乐治疗疾病的学科，属于应用心理学范畴。"（中国大百科全书出版社编辑部，1989）

1990 年出版的《中国百科大辞典》将音乐治疗定义为"心理治疗方法之一。以音乐的美的感染力和疏泄作用为基础，使个体放松并从内心抑郁中解脱出来，从而达到疾病的驱除或改善、增强身心健康的目的"（《中国百科大辞典》编委会，1990）。

1994 年出版的由普凯元编著的《音乐治疗》一书对音乐治疗的定义："音乐治疗是以特定的方法减缓疼痛和改善健康的一门科学，将音乐这门艺术与治疗这门科学加以联系，有控制地让音乐来治疗和康复人的躯体疾病和精神障碍，保持或增进身体和心理健康。"

1995 年出版的由何化均、卢廷柱编著的《音乐疗法》指出："音乐治疗学，顾名思义，是指用音乐作为主要手段，使患者最终战胜疾病而得以康复的一门学科—— 一门新发展起来的、涉及多领域的交叉边缘学科。"

2000 年出版的张鸿懿教授的《音乐治疗学基础》对音乐治疗的定义："音乐治疗是新兴的边缘学科，以心理治疗的理论和方法为基础，运用音乐特有的生理、心理效应，使求治者在音乐治疗师的共同参与下，通过各种专门设计的音乐行为，经历音乐体验，达到消除心理障碍、恢复或增进身心健康的目的。"

2001 年出版的《心理咨询大百科全书》认为，音乐治疗是"用音乐和音乐活动帮助达到心理和躯体健康的恢复、维持和改善等目的的一种古老的疗法。音乐治疗者系统地应用各种音乐来达到预期的行为改变"（车文博，2001）。

2010 年出版的《音乐治疗学》一书对音乐治疗学的定义："音乐治疗学是一门集音乐学、心理学、教育学、社会学、医学和生物学等多种学科的交叉学科，在实施治疗的过程中，它把多学科的知识、技能融合为一体，并借助于特定的音乐活动，在音乐治疗师和患者的共同参与下，通过音乐活动对人引发生理、心理、情绪、认知和行为体验，来达到保持、恢复、改善和促进患者身心健康的目的。"（张勇，2010）

2016年出版的《音乐治疗》一书对音乐治疗的定义："经过专门训练的音乐治疗师针对来访者（求助者）身心健康相关的身心或行为问题进行专业评估或根据已有科学诊断，制订科学合理的计划，使用各种音乐治疗的临床技术进行系统有效的临床干预，最终帮助其达到身心健康目的的过程。"（张刃，2016）

从以上定义可以看出，学者对音乐治疗的定义还没有统一。但它们有共通之处，即音乐治疗必须以音乐为手段进行治疗，且都肯定了音乐治疗的目的是促进健康。

大量文献表明，我国学者比较认同美国音乐治疗协会前主席、天普大学（Temple University）教授肯尼斯·布鲁西亚（Kenneth E. Bruscia）对音乐治疗的定义："音乐治疗是一个系统的干预过程，在这个过程中，治疗师利用各种形式的音乐体验，以及在治疗过程中发展起来的、作为治疗动力的治疗关系来帮助治疗对象达到健康的目的。"（Bruscia，1998）在这个定义中，有三个因素需要特别注意：①系统的干预过程；②各种形式的音乐体验；③治疗关系。

"系统的干预过程"阐释了音乐治疗的严谨性和科学性。它不是随机的、偶然的和无计划的音乐活动，是音乐（艺术）与治疗（科学）相互交流的过程。在音乐治疗的临床实践中，一个完整的音乐治疗流程包含全面评估、制订治疗方案、实施干预、干预过程记录、效果评估等一系列步骤。这里面的每一个步骤都需要受过专业训练的人员方能准确地完成。

"各种形式的音乐体验"明晰了音乐治疗与其他治疗形式的最基本区别，即运用一切与音乐有关的活动形式进行干预。这种形式并非只有聆听一种，还包含歌曲演唱、器乐演奏、歌词创作、即兴创作等，需要根据不同人群的不同问题，通过全面评估后灵活使用。

"治疗关系"是指音乐治疗师、来访者以及音乐三者之间在治疗中发展起来的、不断变化的关系，三者缺一不可。良好的治疗关系有利于实现良好的治疗效果。音乐治疗中的所有方法都需要音乐治疗师实施，大多数人会想要一个类似于处方的音乐清单，希望通过自行聆听这些音乐让病情有所好转。但由于不同文化、不同审美、不同心境、不同经历等的影响，即使同一首歌曲，带给个体的感受也千差万别。音乐不是万能的，没有音乐治疗师的存在，音乐自身永远无法帮人实现治疗的目的。

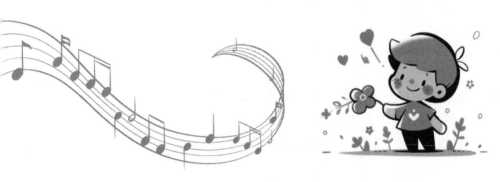

第二章　儿童心理与社会性发展

儿童时期是人生旅程中的一个关键时期，它对个体未来的心理健康、社会适应力及人际关系的建立有着极其重要的影响。在这个时期，儿童不只是在认知和情感能力上迅速成长，还会学习如何与周围世界建立联系，以及如何在一个复杂的社会环境中定位自己。儿童在成长的各个阶段会学习和发展各种社会技能，包括与同伴的互动、合作、竞争，以及遵循社会规则等。同时，家庭、学校和社会环境对儿童的社会性发展起到不可忽视的作用。

第一节　儿童的心理发展

从婴儿到青少年，人们的心理发展经历了多个不同的阶段，每个阶段都有其独特的发展任务和挑战。例如，在婴儿期，人们主要学习建立信任与安全感；进入学龄前阶段，人们开始学习自主性和自我控制。进入青春期，人们的自我认同和对社交关系的理解变得更加复杂和深入。每个阶段向下个阶段的成功过渡对后续心理发展阶段的顺利进行至关重要。并非所有的变化都可称为发展，只有那些有顺序的、不可逆的且能保持相当长时间的变化才属于发展（陈会昌，1994；谢弗，2012）。对儿童的心理发展而言，教育在其中的影响非常显著。彭克宏（1989）的研究显示，90% 的心理发展差异是由教育决定的。教育不仅包括学校教育，还包括家庭教育和社会教育。从家庭教育角度来看，父母的教养方式、家庭氛围、家庭成员间的互动等都在塑造孩子的心理发展。社会教育则涉及社会环境、文化背景、同伴关系等，这些都在不同层面影响儿童心理的成长。

从广义上来说，从出生到十七八岁都属于儿童期，这个时期是个体生长发育最旺盛，变化最快且可塑性最强的时期（桑标，2009）。在这个时期，儿童的生理和心理特征都在快速变化。例如，儿童在这一时期会经历从依赖到独立的转变，他们的认知能力、情感表达能力和社会交往能力都在迅速发展。这个时期，儿童的心理发展特别容易受到外界因素的影响。其中，家庭环境对儿童的影响尤为显著。家庭环境的影响在很大程度上取决于父母的教养方式和家庭的总体氛围（桑标，2009）。父母的教养方式不仅影响孩子的行为习惯，更影响孩子的心理健康和人格形成。充满爱和支持的家庭环境可以促进儿童心理健康发展，而充满矛盾和缺乏支持的家庭环境可能导致儿童心理出现问题。此外，家庭的社会经济地位也会在一定程度上影响儿童的心理发展。社会经济地位较高的家庭通常能够为孩子提供更好的教育资源和更丰富的学习机会，而社会经济地位较低的家庭则可能在这些方面存在不足（李天燕，2011）。Sameroff 等（1993）的研究进一步证实，家庭环境质量是影响儿童心理发展的重要因素，家庭环境中的危险因子越多，儿童的平均智商越低。

随着年龄的增长，儿童的自我认知也在不断发展。他们开始用更复杂的内在特质代替简单的物理特征来定义自己（Aboud et al.，1983），如他们可能会用"聪明""友好"这样的词来描述自己，而不再单纯地用"高挑""瘦"这些只描述外在特征的词。他们在自我描述时开始涉及社会层面，并倾向于使用比较而不是绝对化的词语来区分自己和他人。这一转变反映了儿童心理发展的深化，他们开始更加关注自我内在世界。同时，他们的社会认知也在不断发展，开始意识到自己在社会中的角色和地位，以及如何与社会中的其他成员相互作用。

另外，同伴关系对儿童心理发展的影响也越来越大。在儿童成长的过程中，通过与同龄人的互动，儿童学会交流、合作，以及在团体中找到自己的位置。良好的同伴关系为儿童学习技能、交流经验、宣泄情绪、习得社会规则、完善人格提供了丰富的机会（桑标，2009）。相反，消极的同伴关系可能会导致孩子出现社交焦虑、孤立等问题（谢弗，2012；张文新，1999；Slaughter et al.，2002）。因此，培养健康的同伴关系对儿童的心理发展至关重要。

儿童心理发展是一个复杂、多维的过程，受到教育、家庭、同伴关系等多方面因素的影响。了解和关注这些因素，对促进儿童心理的健康发展具有重要意义。

第二节 儿童的社会性发展

在儿童心理发展过程中，社会性扮演着至关重要的角色。人的社会性体现在人是群居动物，社会生活是人类社会的生活系统，任何个人都不能脱离社会而存在。也就是说，人无法在孤立中生存，社会性是人的一种本能。从广义而言，社会性是指人在社会生活中所形成的各种社会特性，如社会心理特性、政治特性、道德特性、经济特性等。从狭义而言，社会性是指个体参与社会生活，在其生物特性基础上形成的独特的心理特性。心理特性能够使个体适应周围的社会环境，接受并影响他人（陈会昌，1994）。在儿童心理学、学前教育学、儿童社会学中，儿童的社会性通常是指后者。

儿童期是人类社会性发展的关键时期，这一时期不仅是身体成长的时期，也是社会化程度逐渐扩大的时期。随着年龄的增长，社会性在儿童心理发展中的重要性逐渐增强。儿童的社会性并不是天生的，而是在特定的环境中通过教育和社会影响逐渐发展形成的。每个年龄阶段的社会性发展都有其特定的任务和内容，并且不同阶段也有各自的关键期（陈文 等，2002）。

家庭对儿童社会性的发展起着决定性作用。父母是儿童社会化的第一代理人，他们的行为是儿童模仿的对象。家庭关系和家庭氛围对儿童社会性的发展也有重大影响，这些因素为儿童的社会认知和社会情感的发展奠定了基础（陈文 等，2002）。父母的教养态度和教养方式对儿童社会性的发展起到关键性的作用。同伴关系是影响儿童社会性发展的另一个重要因素。同伴关系不仅可以帮助儿童获得各种知识与技能，还可以满足他们的团体归属感，有助于增强他们的自我意识（谢弗，2012）。儿童在与同伴的交往中学习如何沟通、理解和宽容他人，这对他们的社会性发展有重要影响。学校是儿童走向社会的重要途径。在学校中，儿童需要学会理解别人的观点、情感、态度，遵守规则与道德要求，从以自我为中心转变为以别人、以社会为中心（郭伯良 等，2005）。因此，社会性较高的儿童更容易适应集体生活，他们善于接纳他人的意见，人际关系更加融洽。而社会性较差的儿童往往不容易适应集体生活，他们更容易产生自卑感，对他人的警惕心较强，并且在解决问题时会感到困难。

第三节　儿童社会性发展的理论

关于儿童如何成长、成熟的基本理论，在对儿童社会性发展进行的科学研究中发挥着核心作用。这些基本理论有两大主要职能：首先，这些理论基于零散、表面的数据，形成了相互关联的社会性发展阐释；其次，这些理论提出了可检验的假设，并允许人们对儿童发展情况做出预测。本节将介绍精神分析理论、行为主义理论、皮亚杰的认知发展理论、人本主义理论、维果茨基的社会文化理论以及布朗芬布伦纳的生态系统理论。这些理论为人们理解儿童如何在不同年龄阶段发展社交技能、学习合作和解决冲突的能力以及培养同理心，提供了极为重要的理论框架。

一、精神分析理论

精神分析心理学是西方现代心理学思想中的一个主要流派，由著名的奥地利精神病医师和心理学家西格蒙德·弗洛伊德（Sigmund Freud）

创立。精神分析开启了人类对无意识领域的研究，打破了"理性支配人类行为"的一贯认知，指出个体的早期经验是影响其成年后发展的决定性力量。弗洛伊德心理发展理论的核心思想是，发展主要受到本能驱动和童年早期体验的影响。在 20 世纪初，这一观点在心理学和精神病学领域产生了巨大影响。接下来，本部分将探讨弗洛伊德的心理发展理论和埃里克森的心理发展理论。

（一）弗洛伊德的心理发展理论

弗洛伊德被誉为"20 世纪西方伟大的思想家之一"。弗洛伊德的心理动力理论指出，心理发展阶段是不连续的，并且受生物性的本能驱动，如性、攻击性和饥饿。心理发展同样受到环境的影响，尤其是家庭成员的影响。人格发展涉及三个相关层次：本我、自我、超我。婴儿期是本我控制的阶段，本我遵循"快乐原则"，寻求即时满足。随着婴儿的成长，理性的自我出现，自我通过适当和社会化的建设性行为来满足需求。当儿童开始内化父母或社会强调的道德、价值观和角色，并发展出道德良心或有能力去实践这些价值观时，超我形成。

弗洛伊德的性心理发展阶段说将个体发展划分为五个独立的阶段，每个阶段都有其特点。在"口唇期"，即婴儿阶段，婴儿的主要活动是吃和吸吮，这些口腔动作让婴儿感受到极大的满足和愉悦，是他们快乐的来源。进入第二或第三个生命年，便进入"肛门期"。此时，儿童开始学习控制排泄，父母通常会对儿童进行如厕训练。在五六岁时，儿童进入"性器期"。此时，他们对自己的生殖器官产生浓厚兴趣，性欲的满足主要来自对生殖器的探索，这也是他们意识到性别差异的阶段。在这个阶段，男孩可能会经历俄狄浦斯情结，表现为对母亲的强烈依恋和对父亲的嫉妒，但同时害怕父亲的惩罚。当男孩放弃对母亲的性欲并重新界定与父亲的关系时，俄狄浦斯情结便得以解决。对于女孩而言，她们可能会经历厄勒克特拉情结，即因为自己没有阴茎而对母亲产生怨恨，并对拥有阴茎的父亲产生性爱的倾向。最终，当女孩认识到自己无法成为父亲的伴侣，她们会将对父亲的感情转向其他男性，并与母亲和解。进入"潜伏期"，孩子的性驱动似乎暂时隐藏，他们更倾向于与同性朋友建立关系，而回避与异性的深入交往。接着是"生殖期"，这个时期标志着青春期的开始，性驱动力再次显现，并以更成熟和社会化的方式体现，突出表现为在同辈两性关系中寻求满足。

在弗洛伊德看来，儿童对上述不同时期的适应，对其后来的行为和人格会产生深远影响。例如，如果婴儿时期口唇刺激没有得到满足，成年后就更容易吸烟、嚼口香糖、话多以及喜欢接吻。那些很早就接受严格排便训练的儿童，很可能形成肛门滞留人格，养成过于追求细节完美的性格，他们更要求整洁干净，房间秩序井然，希望伴侣也能讲究秩序。弗洛伊德的理论揭示了儿童发展的复杂性，认为个体从婴儿期到生殖期的各个阶段，都对其成年后的行为和人格有重要影响。尽管后续研究并未完全支持他的所有假设，但个体早期经历对其后期发展具有重要影响这一核心观点仍被当代发展心理学广泛接受。

（二）埃里克森的心理发展理论

埃里克森在接受弗洛伊德的许多核心理念的同时，更为重视社会环境对个体发展的影响。他的社会心理理论也认同个体的心理发展过程是分阶段、不连续的，与弗洛伊德的观点相呼应。而埃里克森的理论的特别之处在于其涵盖从婴儿期到老年期的所有阶段。他提出，在每一个特定的发展阶段，个体都面临着一系列的任务和挑战，只有完成这些任务和挑战，才能得到更好的成长。

埃里克森将自我意识的形成和发展过程划分为八个阶段。在第一阶段（0-1岁，信任感对抗怀疑感），婴儿通过信任照护者来建立对世界的基本信任感。缺乏信任则可能导致婴儿对人、对事的普遍不信任感。在第二阶段（1-3岁，自主感对抗羞耻感），儿童需要学会自控，并发展自主性。父母的过度保护或不当的惩罚可能会引发儿童对自身能力的担忧，产生羞耻感和自我怀疑。在第三阶段（3-6岁，主动性对抗内疚感），儿童开始积极地探索他们周围的环境，并尝试使用自己新学到的技能。在这个阶段，如果他们得到适当的鼓励和支持，将发展出主动性，感到自信和有能力去追求自己的目标；反之，则会发展出内疚感，阻碍其尝试新事物的意愿。在第四阶段（6-11岁，勤奋感对抗自卑感），学龄儿童通过学术和社交成功来建立勤奋感。在此期间，他们开始评估自己与同龄人的能力，失败的经历，无论是真实的还是想象的，都可能导致自卑感。第五阶段（11-18岁，同一性对抗角色混乱）的核心任务是自我同一性的确立，如果未能实现，可能会遭遇同一性困惑。第六阶段（18-25岁，亲密感对抗孤独感）的主要任务是关注成年早期建立亲密关系的能力，未能成功完成这一任务可能会感到孤独。第七阶段（25-50岁，创造性对抗停滞感）的重点任务在于创造力的表达，因为此时个体通常处于职业生涯的高峰期，他们通过创造力来实现个人的抱负和对社会的贡献。如果停止了成长和发展，可能会导致其停滞不前。在第八阶段（50岁以上，整合对抗失望），人的整体状况每况愈下，此刻必须做出适当调整。如果自我调整大于绝望，人就会形成智慧，可以坦然面对死亡，会觉得这一生很有价值和意义，产生完美感。

（三）心理发展理论对儿童社会性发展的指导意义

弗洛伊德和埃里克森的理论为理解儿童社会性发展提供了深刻的见解。弗洛伊德的心理发展理论强调了早期经验，特别是与父母的关系对儿童个性和行为的形成的决定性作用。他提出的性心理发展阶段说认为，成功解决每个时期的主要问题对儿童形成健康的社会行为模式至关重要。埃里克森则在弗洛伊德的基础上，提出了社会心理理论，该理论强调社会文化环境对个体发展的重要性。在埃里克森的人格发展八阶段理论中，每个阶段都有其特定的社会与心理任务。例如，在信任感对抗怀疑感阶段，婴儿通过与照护者的互动学习信任或怀疑世界；在勤奋感对抗自卑感阶段，儿童通过社会比较建立自信或感到自卑。埃里克森的理论涵盖人的整个生命周期，并且认为青少年期的身份确认对个体形成成熟的社会关系至关重要。

这两位心理学家的理论都强调了在不同发展阶段理解和支持儿童社会性需求的重要性。弗洛伊德的理论提醒人们，儿童在各个阶段的无意识冲突解决方式会影响他们的社会交往，而埃里克森则提供了一个更为广泛的视角，考虑了个体与社会的相互作用如何塑造个体的社会行为。弗洛伊德和埃里克森的理论不仅为人们提供了儿童社会性发展的心理学基础，而且为教育实践提供了实用的指导。

二、行为主义理论

（一）经典条件反射、操作性条件反射及社会学习理论

行为主义理论提出了一个理解社会性发展的独特视角。它特别关注如何影响个体从童年到成年的整个发展过程。伊凡·巴甫洛夫（Ivan Pavlov）、约翰·华生（John Broadus Watson）和B.F 斯金纳（B.F.Skinner）的研究强调了环境对个体发展的重要性，提出学习是发展的核心，而发展本身是连续的，不是分阶段的。儿童的学习和成长主要由周围环境的事件驱动，并且儿童在这个过程中扮演的是一个较为被动的角色。

巴甫洛夫通过狗进食的摇铃实验展示了经典条件反射的原理，即当铃声（条件刺激）足够频繁地与食物（无条件刺激）一起出现时，狗就会在听到铃声时分泌唾液。华生利用类似的原理研究了环境对儿童情感和行为的影响。在他的实验中，一个名为小艾伯特的婴儿被训练在听到巨大噪声时表现出对毛茸茸动物的恐惧。华生自信地宣称，通过特定的训练和环境，他能够将任何健康的婴儿培养成任何特定类型的成人，无

论是医生、律师、艺术家、商人，还是乞丐和盗贼，这一点不会受到个体的天赋、兴趣或能力的影响。

当一个行为总是伴随着奖励或惩罚时，操作条件反射就会出现。给予儿童的行为积极的强化，如友善的微笑、表扬或特殊对待都会增加儿童再次表现出该行为的可能。相反，通过给予皱眉、批评或者撤销看电视的特权等惩罚措施，儿童很可能会减少这种行为。相比每一个正确的行为之后都给予奖励的连续强化，不定时的间歇性强化更能产生持久且难以遗忘的行为变化。

社会学习理论由阿尔伯特·班杜拉（Albert Bandura）提出。该理论阐释了儿童如何通过观察模仿和学习社会行为。他的波波玩偶实验展示了儿童在没有明显奖励的情况下，在观察到成人攻击波波玩偶后，模仿攻击行为的可能性会增加。这表明，儿童能够通过观察他人学习具体的社会行为，而无须直接的强化。班杜拉强调，观察学习不仅仅涉及行为，还涉及认知过程。他提出，儿童在模仿榜样行为前，会经历四个过程：第一，儿童是否注意到榜样的行为受到多种因素的影响，如过去的经历、与榜样的关系等；第二，儿童必须记住观察到的行为，利用记忆策略存储行为模式；第三，多种因素会影响儿童对观察行为的再现能力；第四，儿童模仿行为的动机，包括外部奖励和内部驱动，这些都会影响学习过程（班杜拉，2018）。除此之外，自我效能感，即个体对自己执行任务的能力的信心，也会影响他对观察到的行为的模仿的选择。

班杜拉的社会学习理论认为，个体的自我效能感可以通过四种途径得到增强。首先，自我效能感可以通过成功的直接体验得到增强。当个体在过去的活动中取得成功时，他会建立起对自己能力的信心，而成功的体验是自我效能感最有效的来源。其次，自我效能感可以通过替代经验或模型学习得到增强。当个体观察到与自己能力相当的人成功完成任务时，他会相信自己也能做到。这种通过观察他人的成功而衍生的信心，表明了社会模型对个体自我效能的重要作用。再次，通过社会说服，如父母、老师和同伴的鼓励和正面反馈，可以增强个体的自我效能感。支持性的言语可以帮助个体克服困难，坚信自己有能力面对挑战。最后，自我效能感与生理和情绪状态有关。例如，如果个体在社交场合感到紧张和焦虑，这可能影响他与他人交流的自信心；相反，如果个体在社交活动中感到放松和自在，那么他的自我效能感可能会更高。班杜拉认为，个体如何解释和理解自己的生理反应对自我效能感的形成至关重要（班杜拉，2018）。

（二）行为主义理论对儿童社会性发展的指导意义

在儿童的社会性发展方面，行为主义理论特别强调环境条件对儿童行为的塑造作用。根据该理论，儿童的社会行为，包括合作、共享等，主要是他们与环境互动的结果，而这些互动通常包括奖励和惩罚。例如，当儿童的某个行为得到奖励时，无论是赞扬、奖品还是额外的关注，儿童在未来重复该行为的可能性就会增加。相反，当儿童的某个行为受到惩罚或被忽视时，儿童在未来重复该行为的可能性就会减少。此外，儿童可以通过观察他人的行为来学习，而不一定要自己直接经历强化或惩罚。这突出了角色模型在儿童发展中的重要性，儿童往往模仿那些他们认为有权威或者他们想要的人。

行为主义理论为人们提供了一个理解和影响儿童社会性发展的框架。通过强化和模仿，儿童可以学习适应不同社会环境的行为，发展必要的社交技能，以及形成对自身行为的理解和调控。该理论的有效应用能够帮助儿童在复杂的社会环境中找到自己的位置，发展成为能够有效交流、合作和解决冲突的社会成员。

三、皮亚杰的认知发展理论

（一）认知发展理论

让·皮亚杰（Jean Piaget）是世界知名的儿童心理学家。在皮亚杰的认知发展理论中，儿童不是被动地吸收信息，而是通过同化和顺应这两个主要的认知过程来积极地构建知识。同化是指儿童将新的信息和经验融入他们已有的知识结构中。例如，当一个孩子学习了"狗"这个新概念后，他可能会将所有四条腿的动物都归为狗。这展示了儿童是如何利用他们已有的认知框架来解释新信息的。而顺应是指已有知识结构无法解释新信息时，儿童会修改他们的认知框架以适应新的观察和经验。继续前面的例子，当儿童意识到并非所有四条腿的动物都是狗时，他们会调整自己的动物分类，从而形成对猫、马等其他动物的新认识。

认知发展理论认为，儿童的认知发展经历了几个阶段，每个阶段都有其独特的思维和理解世界的方式。这些阶段包括感知运动阶段、前运算阶段、具体运算阶段和形式运算阶段。在每个阶段，儿童的认知结构和处理信息的方式都在不断发展和变化。年幼儿童在思考问题时更多地依赖感觉和运动的信息，此时，他们处于感知运动阶段和前运算阶段。在这两个阶段，儿童往往以自我为中心，难以理解他人的视角，他们的思考通常是具体和直观的，更多依赖直接经验，缺乏系统性和抽象能力。随着年龄的增长，进入具体运算阶段的儿童开始发展出逻辑思维和理解常量的能力，如数量、体积和质量，但这种理解仍然依赖他们可以操作和观察的具体对象。只有进入形式运算阶段，他们才能进行抽象思维，包括逻辑推理和演绎推理，才能够处理假设性的问题和更加复杂的逻辑任务。在这个连续的发展过程中，儿童通过不断地行动和反思来了解世界，这种主动探索和学习过程使他们构建起了对世界的深层理解。

（二）皮亚杰的认知发展理论对儿童社会性发展的指导意义

皮亚杰的认知发展理论强调认知能力在儿童理解和参与社会互动中的作用。随着不断的发展，儿童从以自我为中心转变为能够理解他人的观点，这对发展同理心、合作以及解决社交冲突至关重要。认知的成熟使得儿童能更好地理解社会规则和角色，以及处理更复杂的社会关系，进而以更成熟和复杂的方式来处理信息和解决问题。

四、人本主义理论

（一）人本主义

人本主义心理学于 20 世纪五六十年代在美国兴起，七八十年代得到迅速发展，被誉为心理学的第三势力。它既反对将人的行为仅等同于动物行为的行为主义，也批判弗洛伊德的心理分析对神经症和精神病患者的过分关注，而忽视了对正常人心理的研究。人本主义心理学强调人的尊严、价值、创造力和自我实现，认为人的本质是向着潜能的发挥和自我实现的方向发展。在儿童心理发展方面，人本主义心理学强调每个儿童都是独特的个体，都拥有天生的自我实现动机，这是他们发展、成熟和实现自我潜能的内在驱动力。但儿童拥有的自我成长和自我实现的潜力需要在一个充满关爱的环境中才能得到发展。因此，人本主义心理学强调家庭和教育者应提供一个积极肯定、无条件接纳的环境，帮助儿童认识和发展自己的潜能。

亚伯拉罕·马斯洛（Abraham H. Maslow）的需求层次理论认为，人首先需要满足基本的生理需求和安全需求，然后才能追求更高层次的需求，如归属和爱的需求、尊重的需求，最终实现自我实现的需求。该理论揭示了需求满足在儿童心理发展过程中的重要性，只有满足儿童的基本需求后，才能实现其个人潜力最大化。卡尔·罗杰斯（Carl R.

Rogers）的自我理论和来访者中心疗法也为理解儿童心理发展提供了重要视角。他强调，儿童心理发展的关键在于自我认同的建立和个人价值的实现。他倡导的心理治疗方法强调倾听、同理和接纳的重要性，认为这些是支持儿童发展健康自我观念的关键要素（罗杰斯，1951）。

（二）人本主义理论对儿童社会性发展的指导意义

人本主义理论对儿童社会性发展的指导意义在于强调每个儿童作为独立个体的独特价值和内在潜能。这一理论认为，儿童不仅需要被尊重和理解，还应被鼓励表达自己的想法和感受，这有助于他们发展自主性和社会责任感。人本主义理论强调要给儿童提供一个充满关爱、支持和接纳的环境，使儿童在其中自然地展现自我，促进他们在社交互动中的自我表达和人际关系的建立。同时，该理论还强调个体体验的重要性，认为儿童对社会互动的个人感受和理解对他们的社会性发展至关重要。

五、维果茨基的社会文化理论

（一）社会文化理论

苏联心理学家列夫·维果茨基（Lev Vygotsky）在其撰写的《高级心理机能的发展》一书中首次提出了社会文化理论。该理论与皮亚杰的认知发展理论有着显著的不同。该理论认为，在儿童发展中起着核心作用的是文化和社会互动，而不是儿童个体的生物学成熟。文化不仅定义了儿童需要学习的内容，还为他们提供了学习的方法。社会环境是不断变化的，而这些变化又通过儿童的日常实践被吸收，形成儿童发展的基础。儿童的日常实践包括使用文化工具，如语言、数学和科学符号系统，以及社会交往规则和行为模式。维果茨基特别强调儿童与更有经验的人之间的互动对儿童学习和发展的重要性。这些互动通常发生在成人和同伴的指导下，且在这些互动过程中，儿童能够内化社会文化环境提供的行为模式和思维工具。由此，维果茨基提出了最近发展区的概念。最近发展区是指儿童当前独立完成任务的能力与在成人指导或与同伴合作下能够达到的潜在发展水平之间的差距。这个概念强调了在适当的指导和支持下，儿童能够完成更为复杂的任务，从而促进自身认知和社会能力的发展。

儿童的学习是建立在已有社会文化基础之上的，学习过程不仅是个体的认知活动，还是一个深受社会环境影响的社会性建构过程。在这个过程中，儿童通过参与社会活动、与他人合作和对话，不断地建立和完善自己的知识体系和认知结构。通过这种方式，儿童不仅能够学习特定的文化内容，而且能够通过社会化过程掌握必要的认知工具，以更好地理解和适应他们所生活的世界。维果茨基的社会文化理论为人们提供了一个理解儿童是如何在社会文化背景下发展认知、情感和社会技能，以及如何通过社会互动来促进这一过程的框架。

（二）维果茨基的社会文化理论对儿童社会性发展的指导意义

维果茨基的社会文化理论在儿童社会性发展方面的指导意义在于强调社会互动和文化背景对儿童社会技能发展的重要性。儿童的社会性不是孤立发展的，而是在与周围环境，包括家庭、学校、同伴和更广泛的社会文化背景的互动中形成的。维果茨基强调了更有经验的个体，如父母、教师和年长儿童，在引导儿童社会行为和提供学习机会方面的作用。通过这些互动，儿童不仅学习具体的社会规则和行为模式，而且学会理解和内化社会期望，从而逐渐发展出适应社会环境的能力。此外，最近发展区概念强调了在适当的社会支持下，儿童能够达到原本无法独立完成的社会理解和行为的水平。这意味着，通过有效的社会互动和文化参与，儿童可以更大限度地发挥其社会性潜力，更好地与他人合作、沟通和解决冲突。

六、布朗芬布伦纳的生态系统理论

（一）生态系统理论

自 20 世纪 70 年代末期以来，西方发展心理学领域的生态化运动开始关注将个体置于真实的自然和社会环境中进行研究的重要性。这一趋势反映了从实验室控制环境到更自然和全面地研究环境的转变。生态化运动的核心观点是，个体的心理发展是在一个复杂系统中发生的，该系统涵盖多种相互作用和相互影响的因素，包括家庭、文化、社会和经济背景等。生态化运动强调研究应该更多地发生在自然环境中，以便更准确地理解和解释个体在现实生活中的心理过程和行为模式；提倡采用更多样化的研究方法，如天然观察、案例研究和跨文化研究，来探究个体在真实环境中的心理发展。

尤里·布朗芬布伦纳（Urie Bronfenbrenner）的生态系统理论为人们提供了一个理解儿童如何在多重相互关联的环境系统中成长和发展的全面且复杂的框架。生态系统理论认为，儿童的发展是在一系列环境系统中发生的，这些系统从最直接影响儿童的微系统（如家庭、学校和朋友圈）扩展到更广泛的宏系统（如社会价值观、法律和文化背景）。每个系统都以不同的方式影响着儿童的心理和社会发展。微系统涉及儿童日常生活中的直接关系和活动，这些关系和活动对他们的成长至关重要。中间系统则描述了不同微系统之间的相互作用，如家庭如何与学校互动，以及这些互动如何影响儿童。外层系统不直接影响儿童，但包含影响儿童的间接环境因素，如父母的工作状况和社区资源。宏系统包括更广泛的文化、经济和政治因素，这些因素构成了儿童成长的社会文化背景。时间系统考虑了随时间的推移，个人和环境如何发生变化，以及这些变化如何影响儿童的发展轨迹。布朗芬布伦纳的生态系统理论强调要充分理解儿童的发展，全面考虑到不同环境系统及其相互作用的复杂性。该理论不仅强调了家庭和学校的重要性，还提醒人们认识到更广泛的社会、文化和政治环境对儿童成长的影响，以及随着时间的推移，这些因素是如何影响儿童的心理和社会能力的。

（二）布朗芬布伦纳的生态系统理论对儿童社会性发展的指导意义

布朗芬布伦纳的生态系统理论为儿童社会性发展提供了在多重环境系统中学习和发展社会技能的框架。这一理论认为，儿童的社会性不仅受到最直接环境的影响，也受到更广泛的社会和文化环境的影响。在微系统中，儿童通过直接与家庭成员、老师和同龄人的互动，学习社交规则和行为模式。中间系统中家庭与学校之间的互动，进一步影响儿童的社会化过程。外层系统中的元素，尽管与儿童无直接联系，如父母的工作环境和社区资源，但也间接影响儿童的社会性发展。宏系统包括的文化价值观和社会规范，为儿童学习和践行社会行为提供了更广泛的背景。时间系统强调了随着时间的推移，这些系统及儿童的角色如何变化，从而影响儿童的社会性发展。

第四节　培育儿童社会性的技能

一、初期社交技能：婴幼儿的社会互动

从出生那一刻起，个体即成为社会群体的一部分。虽然新生儿并不真正具备社会性，但他们的行为和反射性动作已经开始被父母以社会性行为的方式解读和按照社会行为标准来引导。随着不断成长，婴幼儿很快就完全融入与家庭成员以及家庭之外的其他人的社会互动中。

此阶段的核心目标是提升成人与婴幼儿互动的敏感性。敏感性在这

里被描述为一种关键的互动质量，可以用四个行为指标来衡量：①觉察到孩子的需求信号；②正确理解这些信号；③做出恰当的反应；④有效地满足孩子的需求。此外，敏感性高的成人能够始终根据不同情况做出适当、连贯的反应来满足婴幼儿的需求。这种敏感性是与婴幼儿建立健康互动关系的关键，且对婴幼儿的情感和社会性发展具有深远影响。

为婴幼儿提供基本护理的关键在于迅速回应他们的需求，如婴幼儿哭闹时，要立即给予他们关注。婴幼儿期是建立一致护理模式的关键时期，这包括对婴幼儿的各种信号做出快速且一致的反应。与此同时，了解婴幼儿的日常习惯和偏好，对提供个性化的护理至关重要。抱着婴幼儿时要注意安全和舒适，确保他们的头部受到支撑，保证他们享受到舒适的触觉体验，如及时更换尿布、轻柔地拍打背部、必要时清洗皮肤以及适时的亲切触摸和按摩，这些都对婴幼儿的身心发展有积极影响。

觉察婴幼儿的个别需求，也至关重要。例如，注意他们的困倦迹象、活动水平、社交能力以及潜在的安全隐患；倾听他们的发音和哭声，甚至通过嗅觉识别是否需要换尿布。这种有目的的观察不仅能帮助成人了解婴幼儿，还能帮助成人与婴幼儿建立联系。同时，记录婴幼儿行为的时间有助于追踪他们的发展。例如，记录婴幼儿喝奶和排便的时间，可以追踪他们的饮食和排泄变化，以及身高体重的增长情况。婴幼儿的气质和感受也不尽相同，应平等地关注每个婴幼儿，无论他们是安静还是活跃，都要给予足够的刺激。在与婴幼儿互动时，需要自我控制和自我约束，不让个人偏好影响专业工作标准。鼓励稍大的婴幼儿参与他们感兴趣的活动，不仅有助于促进他们自主性发展，还有助于他们形成积极的自我概念。例如，能坐起来的婴幼儿可以参与换尿布的过程；手眼协调能力较强的婴幼儿可以自己抓住奶瓶或勺子。

在建立并保持与婴幼儿的有效交流方面，首先，应观察并回应他们的非言语信号。例如，当小婴儿安静地醒着时，应提供视觉刺激，如展示玩具或窗外的景色；而对于昏昏欲睡的婴儿，则应让他们休息。对于

6个月以下哭泣的婴儿，应迅速回应他们，而较大儿童的哭闹可能是为了吸引注意或表示想玩。因此，对于较小的婴儿和较大儿童的哭闹，应有不同的回应策略。其次，与婴幼儿的交流应包括面对面的对话和眼神交流。使用简单、易懂、音调较高的句子，并在对话中留有适当的停顿，以便婴幼儿可以用言语或肢体动作做出反应。婴幼儿可能会通过不同的方式表达想要终止互动的愿望，如转移目光、低头或哭闹。在这种情况下，应适当放慢甚至终止与婴幼儿的互动。在语言发展方面，应鼓励大一点儿的婴儿通过身体语言表达需求。例如，当婴儿指向某物时，应用语言确认并回应他们的行为。此外，对还不会说话的婴儿，应留有足够的时间让他们对关键句子做出身体反应。例如，对于正在学说话的婴儿，应适时确认并练习他们的说话方式。最后，应在行动前告知婴儿即将进行的活动，并留出时间让他们有所反应。例如，在抱起婴儿前先告诉他们"我要抱你了"，然后再进行动作。这种做法有助于婴儿理解即将发生的事情，并在社会互动中发挥主动作用。

在婴幼儿的发展中，支持他们的初始同伴交往同样重要。当婴儿处于舒适和觉醒状态时，可以安排他与其他儿童互动或为会爬的婴儿提供在同一区域探索物体的机会。通常，当两个儿童彼此感到舒适和安心时，他们会近距离互动。对于稍大一点儿的婴儿，应提供足够的空间和材料鼓励他们共同游戏。学步儿在掌握运动技能时往往平衡能力较差，因此需要足够大的空间，以避免相互碰撞。提供两套完全相同的游戏材料有助于减少由争抢玩具引起的冲突。需要注意的是，分享玩具在3岁之前是不切实际的，因为此时的婴幼儿虽然开始有自己的意图，但尚不能理解其他儿童的意图。简单的动作或一句话也能促进同伴间的游戏。例如，可以通过"和宝宝说话"或解释非言语交流的游戏来引导婴幼儿。通过创造适当的环境和提供正确的指导，可以有效地支持婴幼儿在社交方面的早期发展，从而促进他们在同伴交往中的技能和信心的建立。

二、超越语言：非言语沟通技巧

非言语交流是人际互动中传递情感的一个关键部分，它通常通过身体姿势、面部表情和声调等表达，比单纯的语言更具传达力。在日常沟通中，人们倾向于使用非言语暗示来补充或加强语言表达，因为非言语信息能够提供更深层的情感和社会信号（Bavelas et al.，1995）。例如，在电话访谈中，声音和音调变化可以传达比文字更多的个人情感和交流经验。此外，非言语信号有时候能使面对面交流中的真实情感更容易被觉察。非言语信号不仅影响信息的传递，还是个人身份、自我认同和社会角色的展现。在教育和培训环境中，儿童可以通过观察和模仿成人的非言语行为，学习社交技能。成人对儿童展示的接受、真诚、热情和尊重等态度，通常是通过真实的非言语方式传递的，这对儿童理解和应用这些社交信号至关重要。因此，非言语交流在社会化过程中起着不可忽视的作用。

儿童的非言语行为可以揭示他们的真实感受和需求。例如，当通常活跃的孩子突然变得安静时，这可能是发烧的迹象，需要成人特别注意。成人可以通过适当的身体接触，如友好的拥抱或轻拍，提供安慰和支持，促进儿童的情感发展。但要避免拍打儿童的头或屁股，因为这种手势表明的是一种居高临下或不尊重对方的态度。在与儿童交流时，成人需要在儿童的视线水平上，把身体朝向与儿童面对面的位置，然后再向他们传递信息。如果是年龄小的儿童，成人要蹲下来进行面对面的交流。在与儿童的互动中，成人应保持身体语言和言语信息的一致性，真诚地交流。这样的策略有助于儿童更好地理解和响应交流，同时提高儿童的自我表达能力（Bavelas et al.，1995）。

在儿童的成长过程中，成人的非言语交流行为能够传递温暖和关怀。通过适当的身体姿势，如靠近站立、坐下或蹲下，并确保与儿童保持相同的视线水平，可以传达出对儿童的尊重和关注。持续但不是连续的目光接触反映了成人对儿童的兴趣，同时是一个愿意倾听的信号。身体朝向儿童，并适度地前倾，可以进一步强化这种兴趣。面部表情可传达积极的情感，如微笑和放松的神态可以让儿童感受到舒适和鼓励。响应儿童时，成人的声音应该清晰且温和，以示理解和关怀。在倾听和回应儿童的非言语信息时，成人需要表现出真正的尝试理解的努力，即使在文化或言语上存在障碍。从身体姿势到面部表情，再到语调和节奏都起着共同的作用，即形成一个协调一致的非言语交流模式，以便更有效地支持儿童的社会性发展。

教育者在与儿童交流中展示权威和安全感，主要依赖适当的着装、坚定的语调、直接的目光接触、放松的身体姿态和恰当的手势。适当的着装可以避免被儿童视为同伴而非权威人物。语调应坚定、温暖且自信，音质饱满且稳定，以准确传达信息。直接的目光接触是关键，特别是在传达重要信息时。保持放松的身体姿态可以避免给儿童一种居高临下的感觉。在必要时，运用恰当的手势可以引导儿童的注意，特别是对年幼的儿童。综合使用这些策略，能有效与儿童建立权威关系，同时确保沟通环境的安全与舒适。

教育者在与儿童的父母进行信息交流时，也可适当运用非言语交流手段。首先，要以放松的姿态和友好的态度与儿童的父母进行交流，这有助于让他们感到舒适。在近距离交流时，身体应呈面对面的互动形式，这是成人间相互交流的正常模式，有助于建立良好的沟通环境。同时，保持目光接触对短暂的交流至关重要，教育者可以在儿童与儿童的父母之间适时转换视线焦点。音调应从正常到柔和、从正常到低沉，显示出放松、严肃和关切的态度。这种充满温暖和尊重的非言语交流策略对成人和儿童都适用，有助于建立和谐的关系。关注儿童的父母的非言语行为并确保你的非言语手段适合对方接收信息，对增强信心和处理不同情绪状态的父母同样适用。例如，对焦急的父母展现充满信心的表情，对悲伤或愤怒的父母保持严肃的表情和坚定从容的语调。保持微笑和友好语调，即使在处理不适宜的情况时，也能传达出积极的信息，从而维护与儿童的父母的关系。

三、言之有物：发展语言交流能力

有效的语言交流是向儿童表达喜爱、兴趣和包容的最基本方式。成人与儿童的对话不仅能促进儿童的自我情感发展，还能增强他们的自尊和自我接受。当成人积极响应儿童时，这是一种强有力的信号，显示出成人对儿童的尊重、关心和包容（Goffin，1989）。让对话围绕儿童感兴趣的话题，可以使谈话更自然和持久，进而促进儿童自信地表达自己的思想情感。随着与成人的频繁交流，儿童会将成人视为值得信赖的指导者和信息来源。但个别成人忽视与儿童的友好交流，更倾向于对儿童发号施令，往往扮演命令者和警告者的角色，而非倾听者。

在建立积极的语言环境时，与儿童的交流不仅要注重内容，也要考虑方式和态度。首先，每天的问候和亲切地称呼儿童的名字能够强化儿童的个体感，让他们知道自己被重视和被认可。邀请儿童参与活动和谈话，可以让儿童感受到受欢迎，特别是对腼腆和容易害羞的儿童来说，这种策略尤为有效。礼貌地与儿童对话，如在必要时使用"请""谢谢"等词语，以及在打断儿童的发言时表示歉意，不仅展现了对儿童的尊重，也为儿童树立了良好的榜样。认真倾听儿童说话，并通过眼神接触、面部表情等非言语行为来表达兴趣和关注。在交流中保持适当的沉默也是必要的，这可以为儿童提供思考和回应的空间。当儿童取得进步时，给予儿童语言上的鼓励和肯定，有助于增强儿童的自信心。成人应意识到自己说话的方式对儿童有着重要的影响。通过检视和改进自己的语言习惯，能更有效地与儿童沟通，从而在日常互动中传达出对儿童的尊重、关心和支持，进而增强儿童的自我意识。

在与儿童的互动中，行为反应是一种关键的沟通技巧。成人的行为反应不仅能表达对儿童活动的兴趣和注意，还能帮助儿童了解和评估自己的行为。这要求成人在与儿童的交流中用陈述句进行直接、具体的反馈，而不是通过提问或评价进行反馈。行为反应应直接指向儿童，使用"你"这个词，以增强儿童的个别化体验。例如，对一个正在系鞋带的儿童，有效的行为反应可以是"你正在系左脚的鞋带"或者"你知道怎样把鞋带系成一个蝴蝶结吗"。这些评论直接聚焦儿童的行为，让儿童感受到自己的努力被成人所关注。行为反应是非判断性的，应仅仅反映你观察到的情况，而不是你的个人感受或评价。例如，"你的图画里用了许多颜色"是一个客观反映，而"你红色用得太多了"则带有主观评价，可能不完全反映儿童的意图或感知。

在与儿童的家庭成员的交流中，教育者应坚持构建积极语言环境的原则。首先，应热情地问候家长，并使用恰当的称呼以表示尊重。了解家长的多重身份，不仅关注他们作为父母的身份，也要对他们的其他身份表示兴趣，这有助于建立更深层次的联系。在日常互动中，鼓励家长积极参与孩子的教育，如邀请他们进入学校观察。在交谈时，始终保持礼貌和尊重，无论家长的情绪如何，用开放性问题促进沟通，同时避免使用专业术语，确保语言通俗易懂。更重要的是，给予家长足够的时间表达自己，不要急于打断或做出判断。总之，与儿童的家庭成员的有效沟通不仅包括使用积极和尊重的语言，还包括理解和支持家庭文化的多样性，这对建立积极的教育环境非常重要。

四、情感智能：理解和表达情绪

儿童的情绪体验是其发展的一个关键方面，贯穿儿童的日常活动。情绪由周围的人和事触发，包括快乐、生气、沮丧、悲伤、害羞、恐惧、忧虑等多种复杂感受。情绪没有对错之分，但在儿童的发展中发挥着重要作用。成人的任务包括帮助儿童更好地理解自己的情绪，并找到处理情绪的有效方法。

成人在倾听儿童说话的基础上，应仔细观察儿童的面部表情、语调、姿势，以准确解读儿童的情绪。小孩子通常更直接地表达情绪，但随着年纪的增长，孩子可能会隐藏或社会化其情绪表达，因此成人需要特别注意非言语线索。成人应对儿童表现的所有情绪保持敏感，无论是积极的还是消极的，并对儿童正在经历的情绪做非判断性评价。例如，观察到儿童哭泣时，应陈述"你看上去很难过"，而不是假定其原因。此外，成人应修正不恰当的反应，接受儿童对情绪解释的校正。例如，如果成人误解了儿童的情绪，应该欣然接受儿童的纠正，并表达歉意。这样的做法让儿童相信成人愿意理解并尊重他们的感受，进而可以帮助儿童更好地理解和处理自己的情绪。

为了提高儿童的情感交流技能，教育者首先要做的是要成为准确表达情感的榜样。这包括在日常对话中谈论影响自己情绪的事件，并询问儿童对特定事件的感受。同时，教育者应教授儿童用适当的词汇表达情绪，并引导儿童通过观察行为和情境线索来识别和理解他人的情绪；还应帮助儿童理解复杂情绪的并存，通过倾听他们的描述，确认并解释不同情绪。需要注意的是，教育者应平等地与男孩和女孩讨论情绪，避免性别偏见，并理解文化差异在情绪表达中的重要性。通过这些策略，儿童可以更有效地学习表达和梳理情绪，从而与来自不同背景的人建立更深的情感联系。

帮助儿童处理强烈情绪时，教育者首先要承认他们的情绪并制止任何破坏性行为。通过情感反应提出更恰当的表达方式，可以指导儿童如何正确地处理自己的情绪。例如，对于正在生气的儿童，可以告诉他们"你不能打人，但可以用话语表达不满"。对于感到难过或害怕的儿童，需要给他们提供身体和语言上的安慰。同时，重新解释事件有助于儿童更合理地处理情绪，如纠正他们对他人行为的误解。在新情境中，预见并解释可能引起儿童不安全感和强烈反应的情况，如告诉他们火警声音很大但是安全的。此外，允许儿童逐渐适应令他们恐惧的情境，如逐步接近他们害怕的狗。在这个过程中，可以采用逐步逼近的方式，如先给儿童看狗的照片，再看录像，接着和毛绒狗玩耍，最后接触真实的小狗。在情绪调节策略方面，教育者可以指导儿童观察他人的应对方式，或者用乐观的方式重新定义困难的情境等，这可以帮助儿童更好地处理情绪。

教育者也要与家长经常进行有效的交流以支持儿童的情感发展。教育者定期向家长提供有关孩子情绪状态的信息是很有必要的。同时，教育者也要从家长那里了解家庭环境的变化或特殊事件，因为这些因素都可能影响儿童的情绪反应。鼓励家长与你沟通，认真倾听并尊重他们的感受，即使这些感受有时与你的不同或让你感到不舒服。当家长对你或你的工作感到愤怒时，重要的是要以理解和尊重的态度来应对，避免攻击性反应，要努力从家长的角度理解情况，并寻求解决问题的方法。通过与家长的有效沟通，不仅能支持儿童的发展，还能加强与家长的联系，共同为儿童创造一个支持性的成长环境。

五、压力下的平衡：学会自我调节

儿童面临的压力来源于不同的环境和情境。虽然适当的压力可以促使儿童更好地应对挑战并发展成熟，但一旦压力过度，则可能导致负面结果。在现代社会，儿童面临的压力通常包括社交压力（如被取笑或排斥）、学业压力（如过多的作业和过大的期望）、家庭的变化（如父母离婚），以及其他生活变故和挑战。家长和教育者都应该意识到儿童可能由于压力而出现的行为和情绪问题，并进行适当干预。

在缓解儿童压力方面，教育者和家长需要密切观察儿童应对压力的方式，尤其关注那些表现出消极情绪的儿童。身体姿势、面部表情和语调是理解儿童真实感受的关键。教育者和家长应通过有效的沟通方式，引导儿童找到更有效的压力应对策略，同时避免贬低孩子对压力的感受。为儿童建立安全和有保障的成长环境同样重要。当儿童遇到侵犯性冲突时，教育者和家长应立即介入，防止伤害行为发生，并安抚受伤的儿童。接受儿童在游戏中对各种主题的探索，如死亡、离婚等，这是理解和处理这些概念的一种方式。同时，家长应减少学龄前儿童的不必要竞争，避免过度的压力和挫败感。

通过讨论和角色扮演可以增强儿童应对压力的能力。教导儿童在压力情境下进行积极的自我对话，帮助儿童看到事情的积极面，这有助于提高儿童的自我控制能力和自我效能感。丰富儿童的词汇，使他们能够准确表达自己对压力的感受，分享他们面对恐惧、混乱、变化时的感受、想法和行动，进而学习在不同情况下如何保持冷静和采取积极行动。

在帮助儿童应对压力的过程中，教育者和家长应共同促进儿童的社会性发展，以最大限度地满足儿童的需求。在这个过程中，教育者和家长需要互相支持和协作，保持开放和诚实的交流。当孩子经历分离焦虑时，尤其是在他们第一次进入幼儿园时，家长应学习如何帮助孩子适应。面对新环境，家长需要在开始的几天内陪伴孩子，直到他们适应。家长也应学习如何逐渐从孩子身边撤离，需要逐渐增加离开孩子的时间，直到孩子能够在没有家长在场的情况下愉快地参与活动。但需要注意的是，不要在孩子开始参与活动后偷偷离开，因为这可能会破坏孩子对家长的信任感。同时，家长在和孩子说再见后要果断离开，以减少孩子的焦虑。教育者可以凭借他们丰富的经验帮助家长学习与孩子的分离，从而使孩子在分离的时刻感到安全和被关怀。

六、游戏与合作：互动中的社交学习

游戏在儿童的社交学习中不仅是探索世界和学习必要生活技能的自然途径，也是他们学习和实践社交技能的有效平台。通过参与各种游戏，儿童可以学习如何交流、分享和解决冲突，同时提高团队合作能力。通过角色扮演游戏，儿童可以通过模仿成人行为，增进对社会规则的理解，加强他们的语言技能和同情心，建立积极的自我形象。在遵守游戏规则的过程中，儿童学习了公平竞争和社交行为准则，这对他们未来建立良好的人际关系至关重要。

　　成人应为儿童创造一个理想的游戏环境，并展现出对儿童游戏的兴趣和关注。成人需要细心观察儿童的游戏行为，理解他们的偏好和风格。在这个过程中，成人要保持适当的距离，既要观察和及时干预儿童的行为，又要给予儿童独立空间。此外，成人要合理规划儿童的游戏时间，并提供丰富多样的游戏材料，如自然元素和建构材料，以激发儿童的创造力和探索欲。

　　在发挥游戏材料的潜在价值方面，创造性地组合不同的玩具和材料，可以激发儿童的创造力和探索欲望。引入新玩具时，要避免一次性引入过多新材料，以保持儿童的兴趣和参与度。轮换不同的游戏材料，如定期更换游戏道具，可以重新吸引儿童的注意力。鼓励儿童之间的互动同样重要，为此成人应提供充足的玩具，促进共同游戏和社交互动。此外，引导儿童探索新的玩法和解决游戏中的问题，如提出具有挑战性的问题或询问他们对特定游戏挑战的见解，可以促进儿童之间的交流和合作。通过这些方法，儿童不仅能更深入地了解游戏材料，而且能在参与游戏中培养团队合作能力和创新思维，从而在一个充满创意和探索的环境中享受游戏的乐趣。

　　要提高儿童在游戏中的社会参与水平，需要教育者通过观察来理解儿童的游戏方式，识别出个体游戏和集体游戏的价值。对于社交技能较弱的儿童，观察其他孩子的游戏是一种合适的参与方式。对于由于缺乏适当的游戏伙伴而选择单独游戏的儿童，可以考虑将他们放入更注重社交技能的环境中。教育者需要观察儿童在游戏中的行为，如果儿童出现跟随他人、越界或打断游戏的行为，表明他们可能需要额外的社交参与支持。教育者在这个过程中应扮演支持者和引导者的角色，通过与儿童共同参与游戏，为儿童提供学习社交技能的机会。同时，教育者应避免将技能差异较大的儿童放在一起游戏，以促进儿童社交技能的平衡发展。

　　在儿童参与游戏的过程中，教育者可以通过各种方式，如创作简单的歌曲、提出奇妙的假设性问题，来吸引儿童的注意力。同时，教育者应教会儿童如何在游戏中解决问题，如提出建议、重申游戏规则等，帮助儿童识别社会暗示，建议可行的行为方式。必要时，教育者还应教授儿童新游戏，引导儿童学会独立进行游戏，鼓励儿童自行解决难题、建立规则，这有助于提升儿童的社交技能和问题解决能力。

在帮助儿童提高在游戏中的社会参与水平时，应尊重和理解个体差异。对于游戏规则，教育者应接受幼儿可能的误解或不准确遵守，通过提问和简单指导帮助他们学习。教育者要注意游戏与儿童能力的匹配，特别是对社会经验较少的儿童，可能需要更多的介入和指导才能提高他们的游戏技能。对于缺乏社交技能的儿童，不要轻易改变他们乐意参与的游戏类型，而应鼓励他们渐进地参与社交游戏，并为他们提供必要的支持。需要注意的是，教育者要支持儿童在游戏活动中的性别选择，不要将游戏限制在传统的性别模式中。例如，应允许男孩自由参与"女性"游戏，女孩则可以自由参与"男性"游戏，要尊重并鼓励儿童探索对他们来说有意义的游戏主题。当儿童在游戏中表达与其文化相关的观念时，教育者应避免拒绝或贬低他们，而应尊重儿童的文化多样性和个体差异性。

七、友谊的艺术：建立和维护友好关系

通过与同龄人的互动，儿童可以学习社交技能，如分享、合作、解决冲突等。这不仅能帮助儿童理解社会规则和期望，还能促进他们情感和道德的发展。在与同伴的交流中，儿童有机会实践交流技巧，学会如何建立和维护友谊，这对他们未来建立良好的人际关系至关重要。同伴之间的互动还提供了一个安全的环境，儿童可以自由地表达自己、探索身份，以及学习如何在不同的社交环境中调整自己的行为。

鼓励和促进儿童间建立和发展友谊的方法多种多样，其中一种方法是为儿童及其朋友提供非正式的交流和游戏机会，让他们在没有成人

安排任务的情况下，自由地享受彼此的陪伴。在这个过程中，教育者需要特别关注儿童间的适配度，如可以将害羞的儿童与年龄较小的儿童配对，逐步培养他们的社交技能。教育者应严肃对待儿童的友谊，认真倾听他们关于朋友的谈话，并对他们的困扰和担忧做出反应。

儿童需要明白自己的行为会影响到与他人的交往。例如，推别人可能会让对方不想和他玩，而采用更友好的方法则更能促进友谊。鼓励孩子在游戏一开始时就加入，以免错过交友的机会。当儿童遭遇朋友的拒绝、被冷落或失去好友时，他们会感到伤心、沮丧甚至愤怒。这些反应是很正常的。作为成人，教育者的作用是理解和接受儿童的感受，而不是试图立即解决他们的痛苦。通过倾听、提供支持和反馈，帮助儿童处理这些情感。例如，可以通过共情帮助儿童理解他们有这种感受是正常的，但要避免在儿童还没有准备好的时候急于促成新的友谊，而是给他们时间去处理失落和悲伤的情绪。

对于儿童来说，学习如何愉快地与人交谈是一项重要的任务。愉快地与人交谈是建立友谊和进行有效交流的必要技能。儿童需要学会如何倾听对方说话，并分享自己的想法和感受。教育者的作用是作为儿童之间交流的桥梁，帮助他们开展对话，这可以通过提出问题或建议来实现。例如，如果一个孩子想加入某个活动，教育者可以鼓励他直接向其他孩子提出加入的请求。这样的引导不仅能帮助儿童发起交流，还能教会儿童如何在社交情境中采取积极的行动。如果儿童遇到交流障碍或对方没有响应，教育者可以继续提供支持，如通过转达信息或鼓励儿童尝试不同的沟通方法，来帮助儿童逐步建立自信，学会如何通过谈话建立和维持友谊，进而学会在各种社交情境中有效地沟通。

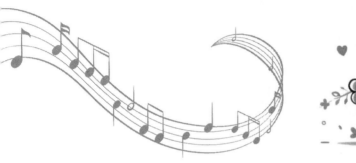
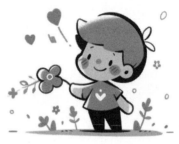

第三章　音乐治疗与儿童社会性

音乐治疗作为一种多维度的治疗手段，不仅支持儿童的情感表达和认知发展，还特别强调社会技能的培养，这对儿童的全面成长至关重要。社会性发展是儿童成长过程中的一个关键组成部分，包括社交技能、社会认知、社会情感及社会行为等多个方面。这些技能和能力的发展不仅影响儿童与同伴、家庭成员以及更广泛的社会成员的互动，还为其未来的人际关系和社会参与奠定基础。音乐治疗通过一系列创造性和互动性的活动，为儿童提供了一个安全、支持性的环境，让他们能够探索自我表达、增强自信、理解他人以及建立积极的社会联系。本章将从社交技能、社会认知、社会情感及社会行为四个关键领域，深入讨论音乐治疗在促进儿童社会性发展方面的应用。

第一节　音乐治疗在儿童社交技能方面的应用

一、儿童自我表达的鼓励

自我表达是儿童社交和情感发展的关键要素。音乐，作为一种有效的沟通方式，提供了一种独特的手段，让儿童能以创造性和非言语的方式表达自己。在音乐治疗的环境中，儿童被鼓励通过音乐探索和表达自己的感受和想法，这对那些在传统沟通方式上遇到挑战的儿童尤其重要。

歌曲演唱是一种直观且强有力的自我表达方式。音乐治疗师不仅可以给儿童提供一个安全、支持的环境，还会根据每个儿童的需求和偏好，为他们选择或创作合适的歌曲进行演唱。歌曲演唱是儿童释放情感的渠道，特别是对那些难以用言语表达情感的儿童，音乐治疗师可以鼓励他们通过歌声表达自己喜悦、悲伤、愤怒等的复杂情绪。在演唱过程中，音乐治疗师也可以提出一些开放性问题，帮助儿童探索和表达自己的感受。歌曲演唱也是语言技能训练的一种形式，可以帮助儿童提高发音的清晰度和语言的流畅性。歌曲填词是另一种有效的自我表达方式。音乐治疗师可以鼓励儿童根据自身的生活经历、感受创作歌词，或者提供一个熟悉的旋律，把歌曲中重要的词语留白，作为填空题让儿童创作全新的歌词。在这个过程中，儿童会探索自己的内心世界，增进对自身情感和想法的理解，以选择恰当的词汇和语句来表达自己，这无形中会提高儿童的语言和表达能力。这种表达方式有助于儿童更深层次地理解和处理自己的思想和情绪。

乐器在音乐治疗中扮演着重要的角色。演奏乐器为儿童提供了一种更为微妙和细腻的情感表达方式。通过演奏乐器，儿童可以通过不同的音色和旋律，来表达自己的内心世界。例如，柔和的旋律可以用来表达悲伤或忧郁，明亮、欢快的旋律可以用来表达喜悦或激动。通过不同乐器的演奏，儿童能够创造出一种个人化的、情感丰富的音乐语言。例如，不同的打击乐器、不同的敲击强度和节奏可以表现出儿童不同的情绪。这种表达方式为儿童提供了一条非言语的沟通渠道，使他们能够在不依赖语言的情况下，有效地传达内心的感受和想法。无论是打击乐器还是旋律乐器，都是一种社交工具，鼓励儿童与他人互动和协作，从而在享受音乐的同时，提高社交技能。

在音乐治疗中，即兴演奏作为一种自由的表达形式，特别适用于儿童，经常被用来鼓励儿童自由地表达自己的情感和想法。例如，音乐治疗师会邀请儿童根据自身的心情选择乐器，并通过即兴演奏来表达自己快乐、悲伤、兴奋或愤怒等情感。在即兴演奏过程中，儿童被鼓励将自己的故事或感受融入音乐之中，通过不同的音高、节奏、音量和音色，将演奏变成独一无二的情感表达。这个过程可以帮助儿童更好地理解和处理自己的情绪，同时为儿童提供了一种与他人分享自己感受的方式。

二、集体活动的参与

参与集体活动对儿童的社交和情感发展具有不可替代的重要作用。在集体活动中，儿童将学习如何与同伴沟通和协作，培养关键的社交技能，如有效沟通、共情理解、倾听与冲突的解决等。此外，集体活动需要儿童走出个人舒适区，与来自不同背景和不同性格的伙伴协作，从而有利于增强其社交适应性和团队合作精神。然而，并非所有儿童都乐于参与集体活动。一些儿童因为内向、过去的负面经历或沟通障碍等，而不愿意参与集体活动。在这种情况下，音乐治疗可以作为一种有效的介入手段，帮助这些儿童解决不愿参与集体活动的问题。

音乐治疗通过提供一个支持、非评判、富有趣味和互动性的环境，帮助儿童适应集体活动。当面对那些内向或羞涩的儿童时，音乐治疗的介入策略应着重于建立儿童的信心。一开始，音乐治疗师可以引入简单的节奏拍手或轻声齐唱等低风险活动，使儿童在不被突出的情况下成为集体的一部分。随着适应度的提高，音乐治疗师可以鼓励儿童参与团体合作，如在集体乐器演奏中负责简单的节奏部分，在这种情况下，即使出现错误，也不会被过分突出，儿童可以在无压力的情况下逐渐建立信心。当面对有过往负面经历的儿童时，音乐治疗的介入策略应专注于重建儿童的信任感和自尊，同时提供一个安全、积极的体验。音乐治疗的首要任务是与儿童建立牢固的信任关系，这可以通过倾听他们的感受、确认他们的经历来实现。在音乐治疗中，音乐治疗师要给予孩子更多的选择和控制权，让他们决定参与哪些音乐活动或选择哪种乐器，以增强他们的自主性，缓解他们的无力感。在从一对一的互动逐渐过渡到小组和更大的团体活动的过程中，音乐治疗师应不断地提供正面反馈和支持，强调每一个小成就，从而帮助儿童在集体活动中找到属于自己的位置。音乐治疗还特别适用于那些有特殊需求的儿童，如患有孤独症谱系障碍或有沟通障碍的儿童。为了更好地满足他们独特的沟通和社交需求，音乐活动需要设计得更具包容性。例如，通过引导儿童参与节奏拍手游戏，鼓励他们回应鼓点或模仿音乐治疗师演奏的简短旋律，能够帮助他们在无需言语交流的环境中与他人建立联系；通过结合音乐与特定的身体动作，帮助儿童用身体语言表达自己，从而提高儿童的表达能力。

音乐本身的吸引力和表达力为儿童提供了一种共同的语言，使他们能够在不依赖言语的情况下进行交流和表达。温馨、包容的集体环境，允许儿童在不感到压力的情况下逐渐适应集体活动。音乐治疗师可以根据儿童的个体需求，选择或调整音乐活动，以适应儿童的感觉偏好，找到适合儿童享受集体活动的方式。

三、非言语沟通技能

无论有没有言语，只要在视觉范围内，人们就可以不断地通过非言语暗示发出和接收信息。非言语沟通是指所有不是用言语发出或接收的信息（Matsumoto et al.，2013）。非言语行为包括身体动作、人际距离、手势、面部表情等，还包括声音的特征，高低、音调、节奏、停顿、音量及语速（Gazda et al.，2006；Matsumoto et al.，2013）。在语言交流中，每个说出的词都有明确的意思，而非言语行为的含义通常比较模糊，需要结合特定环境和互动情境来理解，因此，同一个动作在不同的环境中表达的意思是不一样的。例如，在一个场合中，点头是打招呼的意思；而在另一个场合中，点头可能表示让你离开。

个体的社交技能发展水平与其能否成功地解读和使用非言语行为有明显的关系。掌握大量的非言语技能对个体的社交技能发展和心理健康至关重要（Riggio，2006）。儿童如果能观察并理解他人的非言语行为，往往更受同伴欢迎，因为他们能更好地感知和回应他人的情感和意图（Doherty-Sneddon，2004）。音乐本身就是一种强大的非言语沟通形式。在音乐治疗中，音乐治疗师通常会利用旋律、节奏、和声，以及音乐活动中的身体动作，来增强儿童对非言语行为的理解。例如，音乐治疗师会鼓励儿童通过演奏不同的乐器来表达自己快乐、悲伤或愤怒的情绪，或者将很难进行言语表达的情感投射在音乐上（Gaston，1968）。这样的表达不依赖言语，但能有效地传达强烈或细腻的情感。音乐治疗师也会鼓励儿童用身体语言与他人互动。例如，在以打招呼为主题的活动中，加入握手、点头或挥手等象征性动作进行相互问候。人与人之间的目光接触是一种特殊的交流，它能够迅速将关系拉近，是建立连接、表达关注、增强沟通真实性、调节对话及表达情感的重要的非言语手段。适当的目光接触能有效传达喜悦、悲伤或愤怒等情绪，也能让言语更具有说服力和真实感。例如，在鼓圈游戏中，儿童会通过向上或向下的手势来指示音量的增大或减小。在使用和理解非言语的指令时，目光接触起着建立连接的作用。言语结合手势、身体动作、面部表情、目光接触等的运用，可以有效增强儿童在日常生活中的社交能力。

第二节　音乐治疗在儿童社会认知方面的应用

一、理解他人的情感和意图

　　儿童的意图理解能力源自其早期的认知和社交发展，意图理解这一概念在多个心理学理论中得到了探讨，其中最著名的对意图理解的研究为皮亚杰对儿童道德判断的研究。皮亚杰的研究发现，儿童在与周围环境的互动过程中，逐渐学会了解读和理解他人的行为和情感状态。儿童通过与环境的互动逐步构建其认知结构，儿童在其认知发展的每个阶段都有其独特的思维和理解方式。在皮亚杰的理论中，儿童最初依赖直接的感官和运动经验来了解世界。随着年龄的增长，儿童开始发展出更复杂的思维能力，如象征性思维和抽象思维，这使他们能够理解他人的情感和意图。

理解他人的情感和意图构成儿童建立和维护有效人际关系的基础。儿童通过理解他人的感受和需要，学会与他人建立联系并维护这些联系。当儿童理解同伴的悲伤时，他们就可能为同伴提供适当的安慰和帮助，进而加强彼此之间的友谊和信任。理解他人的情感和意图还有助于儿童适应各种社交环境，增强在社会互动中的敏感度和同理心，更好地解读社交情境中的言语及非言语信号，从而在人际关系中有效地解决冲突，建立和谐与理解。

音乐治疗通过创新和互动的方式，增强儿童关于理解他人情感和意图的能力。音乐治疗师可以通过音乐与情感之间的联系，引导儿童去感知和解读音乐中饱含的情感，从而将这种感知应用到理解他人的情感和意图上。例如，在一项音乐治疗活动中，音乐治疗师可以设计播放不同风格的音乐片段，如旋律明亮和节奏感强烈的欢快舞曲、不规则的节奏及不谐和的紧张乐曲等。接着邀请儿童分享他们听到每段音乐时的感受，以及这些音乐让他们想起了什么情景或经历。当播放欢快的舞曲时，有儿童会说这让他想起了自己的生日派对，感觉非常快乐；其他儿童可能会说这让他想起了在游乐场玩耍的时光，感觉非常兴奋；但同样的曲子会触发不同的情感，甚至会让某个儿童潸然泪下，可能是因为这首舞曲让他联想到了一些带有混合情感的回忆，或者与他过去的某些经历相关联。这样的活动，为儿童提供了一个分享和倾听他人经历的平台，儿童不仅学会了识别和表达自己的情感，还能够理解他人可能有不同的感受和联想，这种经历有助于他们发展理解他人情感和意图的能力，增强他们的同理心和社交互动技巧。

二、角色扮演

角色扮演，可能是儿童最爱玩的一种游戏。儿童从差不多 1 岁时就开始玩这种游戏了，到五六岁时达到顶峰，年幼的儿童倾向于扮演自己亲身接触过的角色（如婴儿、父母），而大一点儿的儿童更愿意扮演他们观察过的角色（如丈夫或妻子），并尝试扮演一些职业角色或虚构角色。相较于其他类型的游戏，角色扮演对儿童有更多的触动和鼓励作用。角色扮演可以让儿童体验不同的角色和情境，帮助他们理解他人的感受和视角。在角色扮演中，儿童需要从不同的角度思考问题，这不仅可以激发儿童的创造力和想象力，还有助于增强他们的认知灵活性。

在音乐治疗中，角色扮演可以通过多种方式实现。音乐治疗师可以通过让儿童扮演故事中的不同角色，引导儿童使用歌曲和乐器演奏来模仿特定情境，鼓励儿童通过音乐表达体验角色的情感。例如，在以"动物的冒险"为主题的音乐剧中，每个儿童扮演一个特定的动物角色，如勇敢的狮子、聪明的猫头鹰或快乐的兔子。音乐治疗师首先讲述故事的情节，然后邀请儿童选择他们想扮演的角色。在活动中，每个儿童被引导使用乐器来模仿自己扮演的动物角色的特点。例如，扮演狮子的儿童可能会选择鼓来模拟狮子的威猛和力量，扮演猫头鹰的儿童可能会选择高低音梆子展现猫头鹰的灵巧，而扮演兔子的儿童可能会选择腕铃或三角铁来表现兔子的活泼和快乐。音乐治疗师可以为每个角色挑选或创作简短的主题音乐，帮助儿童更深入地进入角色。随后，音乐治疗师会引导儿童通过角色扮演和音乐演奏重现故事中的关键情节，鼓励他们用音乐和动作来表达角色的情感和经历。这样的表演，能够帮助儿童更好地理解和表达情感，同时为儿童提供一个讨论和反思各自角色情感的机会。

儿童在角色扮演游戏中也有着各自的风格。所谓风格，指的是一个人在表演过程中的行为特点，且他一直以来都保持着这些特点。通过观察和了解儿童的游戏风格，音乐治疗师可以帮助儿童在必要时做一些改变。在团体音乐治疗活动中，不同社交技能水平的儿童之间的互动存在一定差异。例如，具有较强社交技能的儿童在剧情转换或活动中断时，能够迅速适应并配合引导者的要求。他们能够理解并遵守规则，并对外部的指导和变化反应灵敏，这使他们在集体活动中更容易与他人协作。

而那些社交技能较弱的儿童，更容易沉浸在自己想象的世界中，不易被外部干扰打断。当活动需要他们改变行为或满足新的指导需求时，他们可能会表现出抵触和不满的情绪。在这种情况下，需要音乐治疗师给予更多的指导和重复提醒，他们才能从自己的内心世界转移注意力，加入集体活动中。在音乐治疗的环境下，如果这些儿童能在活动的早期阶段感到自在和适应，他们会很好地与他人合作和参与集体活动。

三、决策能力和问题解决能力

决策能力是指儿童在面临不同选择时，能够准确、理性地做出决定的能力。这一能力的形成是一个逐渐成熟的过程，涉及认知发展、社会认知和自我调节等多个方面。在幼儿期，儿童的决策能力主要依赖成人的指导。他们的选择通常是基于自己的直观感受或成人的建议。随着年龄的增长，儿童开始学习独立思考和做出选择时，他们的决策开始考虑更多的因素和可能的后果。在培养儿童决策能力时，首先，要为儿童提供做出选择的机会，当儿童在日常生活中面临不同的选择，鼓励他们表达自己的意见和想法。其次，注重增强儿童的问题分析和判断能力，帮助他们学会权衡利弊并做出正确的判断。最后，要学会适度地放手，提供独立决策的场景，使儿童能够在实际操作中获得决策经验。例如，让儿童自己选择衣服、决定午餐吃什么或自主安排课外活动的时间等。具备良好的问题解决能力能让儿童在日常生活中更有效地应对挑战和困难。对于儿童来说，提出问题并主动思考是他们培养问题解决能力的第一步。然后，教育者可以为儿童提供具有适度挑战性的问题，使儿童在解决问题的过程中学习和成长。需要注意的是，提出的问题应该与儿童的年龄和能力相适应，确保他们既能感受到成功的喜悦，又能在面对困难时学会坚持。

儿童的决策能力和问题解决能力是紧密相连的。面对问题，较强的决策能力可以帮助儿童有效地识别问题、评估可行的解决方案，并选择最佳的应对策略。相反，缺乏决策能力的儿童可能会表现出犹豫不决、迟疑或过分依赖他人的行为，从而影响问题的有效解决。在音乐治疗中，音乐治疗师可以通过各种活动为儿童提供决策机会及解决问题的场景。例如，让儿童自己选择使用什么样的乐器、演奏怎样的节奏、分享哪首歌曲、决定音乐作品的主题或创作何种意义的歌词等。这有利于儿童在一个支持和鼓励的环境中练习和提升决策能力。

　　假设在团体音乐治疗中，音乐治疗师提出了一项歌曲填词的活动：使用一首儿童都熟悉的歌曲，如《让我们荡起双桨》，但将其中的关键词汇留白，邀请儿童共同填词，创作一首表达同伴友谊的新歌曲。活动开始前，音乐治疗师先与儿童一起回顾并唱一遍原歌曲，然后介绍活动的目标和规则。音乐治疗师指出哪些部分的歌词将留空，然后邀请儿童根据友谊主题来填补这些空缺。在创作过程中，音乐治疗师可以先引导儿童分享关于友谊的故事和想法，并在一旁引导和协助，确保每个孩子都有机会发表自己的意见，并帮助他们解决出现的分歧。同时，儿童可以选择不同的节奏乐器进行伴奏，如沙锤、双响筒、铃鼓等，来增强歌曲的趣味性，也让每个儿童都能在音乐中找到自己的位置，无论是通过词汇创作还是乐器伴奏。在决定歌词时，儿童可能会有不同的意见。例如，有的儿童想用"笑声"来填空，表示友谊带来的快乐，而另外的儿童则更倾向于使用"陪伴"来表达同伴间的互相支持。此时，音乐治疗师的任务是协助儿童通过讨论和协商，找到一个大家都满意的词。当最终的歌曲完成后，整个小组可以一起演唱这首新创作的歌曲。在这个过程中，每个儿童的想法被整合进歌曲中，从而体验到团队合作的成就感；不仅锻炼了决策能力和问题解决能力，还学会了如何在团队中表达自己的想法，同时尊重和接纳他人的观点。

第三节　音乐治疗在儿童社会情感方面的应用

一、情绪表达与调节

任何人都有情绪，快乐、悲伤、厌恶、生气、惊讶、恐惧等是人普遍的情绪（Ekman，2007）。虽然这些情绪之间有着明显的不同，但它们也有一些共性，即每一种情绪都是由内部或外部事件引发的。情绪的爆发是瞬间的，甚至连当事人都没意识到就发生了。身体也会随着情绪的爆发而产生反应，如心跳加快、手掌出汗、喉咙发干等。情绪还会带来其他可观察到的身体变化，如面部表情、身体姿势、声音等方面的变化。

有些情绪可以带给人愉悦，有些则不能。但所有的情绪在儿童的生活中都起到了重要的作用。正面的情绪会给儿童提供安全感，使他们继续或重复带给他们快乐的经历。反之，有些情绪会发出不满、不幸或危险的信号，提醒儿童事情有些不对头。例如，悲伤会使儿童的精力下降，需要给他们时间去适应损失或失望；恐惧则会让儿童以逃离、避开或者其他方式保护自己，远离一些事端。情绪还可以影响儿童的认知功能。大脑中控制情绪的神经回路与智力活动有关的神经系统高度互动，包括关注细节、设定目标、制订计划、解决问题和做出决定等。所以，情绪既能协助也能干预人的认知行为。如果情绪管控不当，很可能削弱人的智力活动；如果管控得当，则有助于发展人的更高层次的认知（Raver et al.，2007）。所以，教育者和家长不能忽视儿童的情绪发展，而应密切关注儿童的情绪变化。

音乐治疗提供了一个让儿童自由表达情绪的平台。无论是欢快、兴奋或忧郁，还是其他更为复杂的情绪，都可以通过音乐这一艺术形式表达出来。音乐被称为"情绪的语言"，通常能够唤起和传达个体最深的情绪或情感体验，而这些体验很可能在日常生活中被"隔离"，并且是不容易通过语言表达的。通过演奏乐器，儿童可以将自己的情绪注入每一次的琴键触动或是每一次的鼓棒挥舞之中，从而将内心深处的情感抒发出来。唱歌是生活中大家普遍喜欢的音乐活动方式，也是最易操作的。在音乐治疗中的歌唱类活动中，儿童可以将自己的情绪通过歌声唱出，诉说出他们内心的情感世界；也可以通过音乐律动的形式将自己的情绪转化为动态的身体语言，将情感化为丰富且富有表现力的动作。音乐治疗创造了一种氛围，让很多无法表达或共情的情感，在音乐中得到释放。

二、同理心和共情

同理心和共情是心理学中经常被讨论的两个重要概念，它们在人际交流和社交行为中发挥着关键作用。同理心通常指理解和体验他人感受和情感的能力。这种理解主要基于理性思考，如换位思考、将心比心。它有助于做出更合理的决策。同理心不仅包括对他人情绪、想法、观点和行为的理解，还涉及将自己的感受投射到他人身上，以在一定程度上感受到他人的情感。与此相对的共情则是一种对他人情绪的感同身受的能力。共情通常被视作一种非理性的情感共鸣，因为它与个人化的情绪和感觉相关，而不是特定的态度或行为模式。共情表现为情感层面的共鸣，主要帮助个体在情感上与他人建立联系。具有同理心和共情能力强的儿童能更深刻地理解他人的情感和想法。当他们在生活中接受外界的照顾和关爱后，他们将以同样的方式对待他人。这不仅有助于与他人的有效沟通和良好人际关系的建立，还能增强他们的爱心和奉献精神，培养他们良好的道德品质和健康的心理状态。

音乐治疗常涉及团体活动，这些活动需要儿童相互协作，倾听和理解他人。通过这些互动，儿童学习如何与他人建立情感联系，提高共情能力。音乐具有独特的能力，可以激发人们深层的情感反应和记忆，促进情感表达和处理。在音乐活动中，音乐治疗师鼓励儿童表达自己的情感，同时理解音乐所表达的情感。这个理解的过程能够促进儿童对情感的认知，帮助儿童更好地理解他人的情感状态，增强同理心。例如，在"我的情绪你来猜"活动中，首先，需要准备各种乐器，如土巴诺鼓、双响筒、手摇铃、棒（串）铃等，并准备一组写有不同情绪的卡片，如惊喜、快乐、悲伤、惊讶等。随后，儿童轮流从情绪卡片中选择一张，然后选择一个乐器来演奏与所选情绪相符的音乐。其他儿童则需要猜音乐所表达的情绪，并讨论音乐中哪些元素与这种情绪相关。音乐治疗师在其中需要鼓励儿童使用夸张的肢体语言和面部表情来增强情绪的表达，如表达惊讶时可以睁大眼睛、张大嘴巴，同时演奏快速变化的乐曲。对于社交技能较弱的儿童，可以提前让他们浏览情绪卡片上都有哪些情绪，以便更容易地识别情绪。

在这项活动中，儿童通过选择和演奏乐器来表达抽中的特定情绪。这种表达不仅依赖对旋律和节奏的熟悉，还涉及肢体语言和面部表情的使用。其他儿童的任务是猜测和讨论演奏者试图传达的情绪，这一过程促使他们学习如何识别和理解不同的情绪表达方式。通过对音乐的演奏和对非语言暗示的观察与解读，能够增强儿童理解他人情绪的能力，以及他们的同理心与共情能力。

三、自尊的建立

儿童与家庭成员、其他熟悉的成人以及同伴互动时，可以透过他们看清自己，并判断自己是个怎么样的人（Epstein，2009）。如果儿童看到的自己是好的，就会对自己做出积极的评价，得出"我是一个受到别人喜欢的人""我能够做出选择和决定""我喜欢我自己"这样的结论；如果儿童看到的自己是不好的，就会对自己做出负面的评价，得出"我不是人们喜欢的人""很多事情我都做不好""我不能做出选择和决定"这样的结论。这种在社会交往中产生的自我评价就是自尊，它包括三方面内容：价值、能力和控制力（Bagwell et al.，2011）。每次当儿童面临一个新环境时，他们都会做这样的思考：我有价值吗？我能行吗？我能以怎样的方式发挥怎样的作用？这样的评估有时是有意识的，有时是无意识的。

大多数时候对自己持有积极评价的儿童通常感到自己是被爱的、有能力的，认为自己的决策和行为能对自己和他人产生正面影响（Harter，2012）。他们相信大多数事件都是有原因且可解决的，这种对价值、能力和控制力的积极认知使他们在遭遇挑战时，能利用过往的成功经验，保持希望和信心，不轻言放弃（Baumeister et al.，2003）。随着年龄的增长，儿童如果拥有健康的自尊，能够更加客观地评价自己，明晰自己的不足，并能将自己的弱点和优势相区分。这种认识让他们更专注于发挥自己的长处，解决问题时会充分利用自身优势。健康的自尊不仅带来快乐、生活满意度和内心幸福感，还能避免沮丧、焦虑等不良情绪和适应障碍等问题（Leary et al.，2003）。相反，低自尊往往与情绪问题、侵犯行为、反社会行为和青少年犯罪相关。自我价值、能力和控制力的负面评价会让孩子感到无法适应环境、无力面对问题。他们往往只关注自己的不足，不相信自己对他人有影响力，甚至认为人际交往是无意义的。这种悲观态度常导致他们过度自我保护，以避免受伤或被拒绝。常见的自我保护行为包括自我贬低、与人保持距离及伤害他人以树立自己的权威等（Berk，2013）。

Gaston（1968）认为，音乐的特性能够直接改变沟通的方式，增强自我表现力和自信心。通过音乐活动，个体可以宣泄情感，音乐中的非竞争性成就有助于个体拥有理想的自我形象。儿童在音乐治疗中表现自己积极或消极的情绪时，会进行乐器演奏、唱歌等配合音乐的活动，自然地表达自己的情绪。音乐为人们提供了稳定的、安全的表现自己的机会，人们可以在音乐中获得快乐和满足感，从而促进自我概念的积极发展（최병철，1999）。在音乐治疗的过程中，音乐治疗师通过提供称赞

等即时强化的方式，使来访者获得成就感（장은영，2008）。通过音乐治疗，来访者可以对自己的问题进行洞察，反省自己，且通过音乐活动获得的成就感和满足感，音乐治疗能够提高来访者的自我评价，有助于他们塑造积极向上的自我形象。以主题为"发现彼此的美好"的活动为例。活动开始前，准备各种乐器，如木琴、定音鼓、手风琴等，以便每个孩子都可以选择到适合的乐器。活动开始时，一个孩子被选中离开房间，其他孩子一起说一说这个孩子各个方面的优点，然后选择乐器，演奏出这些优点。之后，被选中的孩子返回房间，用木琴表达自己的优点，慢慢地其他孩子的演奏加入其中，为这位演奏木琴的成员伴奏，然后大家把刚才演奏的关于这个孩子优点的音乐表演给他看，共同分享他所拥有的优点。每个孩子轮流体验这个过程，直到每个孩子都有机会表达和接收赞美。互动和共享，能够提升儿童的积极自我意识和接受度，帮助儿童学会欣赏自己和他人的优点，从而增强他们的自尊心。

第四节　音乐治疗在儿童社会行为方面的应用

一、规则意识和亲社会行为

规则意识是指儿童对社会规范、行为准则和道德价值的认知和理解。它涵盖对社会规则的理解、内化和遵守，以及对行为后果和责任的认知。规则意识有助于儿童理解何为正确和错误，明确社会规范和道德准则，以及指导他们的行为和决策。规则意识对儿童的重要性体现在多个方面：①规则意识能够使儿童更好地适应社会环境，理解社会规则和期望，从而更好地融入社会群体。通过学习和遵守规则，儿童能够在不同场合中表现得更加得体和自信。②通过理解社会规范和价值观，儿童能够形成正确的道德判断和行为准则，培养良好的道德品质。③具备规则意识的儿童更容易建立良好的人际关系。他们能够尊重他人的权利和感受，遵循合作原则，从而建立互信、互助的友谊关系。④规则意识儿童的问题解决能力和责任感较强。他们能够意识到自己的行为对他人和环境的影响，并学会承担责任和解决问题。⑤规则意识有助于儿童自我管理和自我控制能力的发展。通过遵守规则，儿童能够培养自律性和自控力，从而更好地应对各种挑战。

亲社会行为则是规则意识的实践体现。通过对社会规则的理解和内化，儿童能够更好地参与社交活动，并展现出积极的行为表现。例如，在合作游戏中，儿童学会了尊重队友、分享资源、互相帮助，这些行为是他们亲社会行为的表现。此外，亲社会行为还包括对他人的关心和同情心，即当看到他人遇到困难时，能够给予帮助和支持。这两者相辅相成，共同提升儿童的社会适应能力和人际关系质量。

在所有的艺术活动中，音乐最为大众化，它能产生一种共同的内心体验，从而影响社会中的每一个人。音乐本身就是一个有秩序、连贯的整体。参与音乐活动可以帮助儿童理解和内化这种秩序。通过学习音乐的元素和规则，儿童可以逐渐理解遵守规则的重要性，并将这种意识延伸到日常生活中。在参与音乐活动的过程中，儿童学会尊重他人、倾听他人的意见、分享资源，从而增强自身的亲社会行为。

以"音乐绘画"活动为例，该活动的目标是培养儿童与他人合作的品质，儿童可以在其中体验到遵守规则和与他人合作的愉悦感，从而在日常生活中遵守规则，展现亲社会行为。该活动需要图画纸（全开或半开）、彩色铅笔、蜡笔、油彩笔及其他绘画材料，以及轻松愉悦的音乐。首先，播放轻柔的音乐，孩子围坐在图画纸前，共同想象校园里美丽的景色或其他美好的地方，如操场、花园、小溪等。然后，孩子可以一起讨论并确定所要绘制的场景轮廓，如校园的主要建筑物、道路、喷泉等，并开始在图画纸上绘制。接着，继续静静地听着音乐，想象和感受那个地方以及可能看到的东西，如建筑物的外观、树木的形状以及花草的颜色。在绘画的过程中，鼓励孩子发挥想象力，自由地添加他们认为应该出现在校园中的元素，如笑脸标语牌、友好的小动物等。最后，孩子分享他们的绘画体验，讨论每个元素的重要性，以及共同完成作品所带来的成就感。活动中的提示包括选择能够激发美好想象的音乐，以及规定每次只在一个地方添加细节，以确保给其他孩子留出空间。如果时间允许，还可以将完成的绘画作品作为音乐即兴创作的灵感来源，开展一场有趣的即兴音乐表演。

在乐器演奏活动中，可以通过引导儿童控制乐器的音色和音量来锻炼他们的自我控制力，增强他们的规则意识和亲社会行为。首先，准备一些大音量的乐器（如鼓类）和一些小音量的乐器（如卡巴萨、沙锤等），然后将大音量的乐器和小音量的乐器分配给孩子，确保每个孩子都有自己的乐器。然后，选择一首简单的、熟悉的歌曲，由音乐治疗师带领孩子一起唱歌，同时利用手上的乐器为歌曲伴奏。在唱歌的同时，音乐治疗师引导孩子改变声音的强弱和快慢，并要求他们手上的乐器也跟着声音的变化改变演奏音量和音色。接下来，将使用小音量乐器的孩子分为一组，只在歌曲变得柔和时演奏；将使用大音量乐器的孩子分为另一组，只在歌曲变得大声时演奏。孩子需要根据歌曲的节奏和音量变化，控制自己手上乐器的演奏。当自己的演奏按规定停下来后，可以倾听其他孩子的演奏。在这个过程中，音乐治疗师要鼓励孩子互相倾听和尊重彼此的演奏，共同创造出和谐的音乐。活动结束后，孩子需要分享他们在音乐活动中的感受，并强调合作和自我控制的重要性。

二、领导力和责任感

儿童时期是培养领导力和责任感的关键时期。领导力不仅涉及引导和影响他人，还包括在困难和挑战面前展现出自信和决策能力。责任感则是儿童对自己的行为和影响负责任的意识，包括对自己的承诺和义务的履行。领导力和责任感的培养有助于儿童建立自信心和自尊心。当儿童扮演领导角色或承担责任时,他们会感受到自己的重要性和价值,从而增强自信心。这种自信心是他们勇敢面对挑战、迎接新机遇并坚持不懈努力的基础。拥有领导力和责任感的儿童往往在学业上表现更好。他们能够自主管理学习时间、制订学习计划并坚持执行,同时更有动力去克服困难和追求学习目标。在未来竞争激烈的职场环境中,具备领导力和责任感的儿童更容易获得领导职位,展现出卓越的领导潜力,也更能有效地与他人合作、沟通和解决冲突,建立良好的人际网络。

音乐治疗活动常常涉及团队合作,音乐体验所产生的情感共鸣,能够使团体形成一个情感关系网络,在心理层面将每个成员联系起来。儿童在其中会不自觉地遵循团体规则和指导,以保持音乐活动的秩序和效果。为了实现共同的音乐目标,儿童要管理自己的情绪,学会如何与他人合作。在这个过程中,倾听和理解他人的情感、认识自己的优点和能力、有效地表达自己的情感和想法、解决冲突和处理困难情境以及果断做出决策等能力的加强,可以帮助儿童在领导力和责任感方面取得积极的发展。以一项通过音乐和手势指令的结合,培养儿童的音乐感知能力、责任感及领导力的活动为例。活动开始前,音乐治疗师将准备各种打击类乐器,并设置两三个简单的节奏型。这些节奏型将对应不同的颜色,乐器演奏的节奏要根据颜色来进行确定。活动开始时,音乐治疗师会通过发出颜色指令来引导儿童演奏。儿童将跟随指令,先通过鼓掌演奏出相应的节奏型。等熟悉颜色与节奏型的关系后,儿童将自由选择乐器,并根据音乐治疗师发出的手势指令,演奏对应的节奏。随后,加入开始／停止、渐强／渐弱等手势指令进行演奏。在音乐治疗师的引导下,儿童学习手势指令,并逐渐掌握如何发出指令。最后,儿童将有机会依次扮演指挥的角色,指挥其他孩子进行乐器演奏。

三、社交技能的提升

人生中的某些特定时刻会对人今后的发展产生重大影响。如果抓住这样的时刻，儿童会在发展方面有新的领悟，并学到新的技能。反之，如果错过了这样有助于发展的时机，他们日后在获取一些技能方面会遇到更大的障碍。这就是发展的最佳时期的原理。

从出生到年满 12 岁，儿童都渴望且有动机学习社交技能，他们希望与他人交流，并参与社会活动。研究表明，社交技能强的儿童比社交技能弱的儿童更快乐，他们在与别人交往时更容易成功，更受欢迎，而且他们对生活也更满意。此外，儿童的社交技能与他们的学业成绩也紧密相关，较强的社交技能会使他们在学校获得更大的成就（Epstein，2009）。而社交技能弱的儿童常常会感到沮丧和孤独，他们可能会因遭到同伴的拒绝而缺乏自尊，在学校的表现也不好（Miles et al.，2006）。更糟糕的是，社交技能差的儿童在长大成人后，很可能会继续保持那些有问题的行为模式（Ladd，2008）。

音乐治疗为提升儿童的社交技能提供了一个独特的、互动性强的平台。在音乐治疗中，儿童可以通过各种音乐活动，如团体演奏、歌曲创作、即兴演奏等，学习如何与他人沟通和表达，并能在实际操作中练习社交互动和协作技能。例如，在一次主题为"我的校园生活"的团体即兴演奏中，每个儿童被分配了一个不同的乐器，他们需要通过随意演奏来表达自己的情感。虽然该活动没有对节奏、速度、音量等元素进行限制，但追求和谐音效的共同目标使儿童需要仔细倾听其他儿童的演奏，并协调自己的节奏，以保持音乐的整体和谐。通过自觉或不自觉地调整演奏，儿童可以在音乐中找到自己的位置，从而学习如何改变自己的不适当行为，进而获得与他人和谐相处的技巧。此外，演奏结束后由音乐治疗师引导的讨论环节，也会促使儿童相互交流并分享自己的演奏体验以及对校园生活的感受，听取并理解每个人对同一主题的不同感受和表达，在遇到社交挑战时找到适当的应对策略。

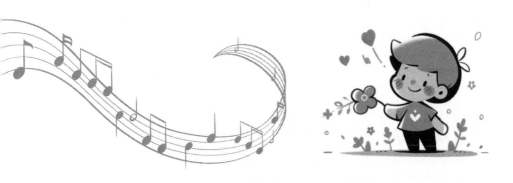

第四章　实际应用与案例分析

社会性是社会成员应该具有的一般特征，是维系社会关系的基础。在从摇篮到坟墓的生命历程中，社会性一直处于发展变化中。社会性不是天生的，不是根据时间的变化自然产生或形成的，而是个体从与社会的双向互动中获得的（俞国良等，2004）。一个人从出生那一刻起，就逐步实现着由自然人向社会人的转化，儿童时期在社会性方面受到的熏陶和培养是奠定人生社会性发展的基础。儿童在成长过程中，受到家庭、学校、同伴等的影响，在不断扩大社会关系的同时，与社会接触，认识社会，学习适应社会。社会性高的儿童适应社会的能力强，情绪稳定，更享受集体生活，对他人关怀，更容易形成和谐的同伴关系。缺乏社会性的儿童适应集体生活的能力弱，在交友上也会出现一些问题，如自卑感强、对他人的警惕心强、以自我为中心等。

Brooks（1973）认为，音乐治疗不仅可以提高儿童的社会交流能力，还可以增强团体内部的凝聚力。Bailey（1983）认为，乐器演奏可以激发儿童参与活动的动机，而儿童可以在活动中认识他人，了解他人，并通过与他人合作来感受和体验社会的适应行动。音乐在人与人之间形成一条情感纽带，促进人与人之间交流，推动人际关系网络的形成。儿童通过在音乐活动中与他人的合作，不但可以体会到团体的责任和作用，而且会增强归属感。

综上所述，社会性对儿童的整体发展至关重要。音乐治疗以其独特的方式促进社会性的形成和发展。通过参与音乐活动，儿童不仅可以在安全的环境中表达自己，还可以学习必要的社交技能和适应社会的行为。因此，将音乐治疗纳入儿童教育和心理健康干预中，将非常有益于儿童社会性的培养和个人成长。以下案例聚焦小学阶段的儿童，旨在展示如何通过音乐治疗的实施，为儿童社会性的发展提供具体的操作方案，更深入地理解音乐治疗在促进儿童心理和社会适应方面的潜力，为教育者提供宝贵的实证基础。

第一节　研究方法

一、研究对象

本研究采用方便取样法选取某小学的 24 名儿童，并将他们随机分配到实验组（6 男 6 女）和对照组（5 男 7 女）。年龄范围为 9 ～ 13 岁；年级为三年级至六年级。被试均未接受过专业的音乐学习且未有过音乐治疗体验。本研究得到了正式的行政批准，所有儿童都签署了一份参与研究的知情同意书。他们被告知，将被随机分配参加音乐治疗；未被选入音乐治疗组的成员将在研究结束后接受团体心理治疗或音乐治疗。被试纳入标准：①身体健康，无躯体疾病；②意识清晰，可正常交流，能够独立完成量表测评；③本人知情同意，自愿参加。被试排除标准：①正在接受心理咨询或其他心理援助；②无法独立完成量表测评；③治疗依从性差或其他不适合参与本研究的原因。研究对象的一般特性如表4-1 所示。

表 4-1　研究对象的一般特性

一般特性		实验组		对照组		总体	
		人数（人）	占比（%）	人数（人）	占比（%）	人数（人）	占比（%）
性别	男	6	50.0	5	42.0	11	45.8
	女	6	50.0	7	58.0	13	54.2

续　表

一般特性		实验组		对照组		总体	
		人数 （人）	占比 （%）	人数 （人）	占比 （%）	人数 （人）	占比 （%）
年级	3 年级	1	8.3	1	8.3	2	8.3
	4 年级	2	16.7	2	16.7	4	16.7
	5 年级	4	33.3	5	41.7	9	37.5
	6 年级	5	41.7	4	33.3	9	37.5
总体		12	100	12	100	24	100

二、研究设计

研究中，实验组接受了共计 12 次的团体音乐治疗干预，每周进行 2 次，每次为 60 分钟，与此同时，对照组未接受任何干预。在干预前，音乐治疗师先收集了被试的相关信息，根据被试的当前状态和问题，制定了相应的音乐干预活动。这些活动划分为四个阶段，包括导入、开展、发展和总结。导入阶段注重关系建立和激发参与动机；开展阶段侧重自我探索；发展阶段关注自我表现；总结阶段旨在强化自我，以音乐剧为主。音乐治疗师每周接受一次临床导师的监督，以确保治疗质量。具体内容如表 4-2 所示。

表 4-2 音乐治疗活动的具体内容

阶段	次数	目标	下位目标	活动主题
导入	1	社会性	社交性	**自我介绍** 当孩子彼此熟悉面孔，形成了亲密和信任的关系后，就会激发孩子参与活动的兴趣
	2	社会性	指导性 社交性 守法性	**熟悉你我** 增强孩子之间的亲密感和信任感；激发孩子参与活动的动机；对音乐的非语言性指示做出反应
	3	社会性	指导性 社交性	**自我展示** 增进相互交流，与他人发展关系，诱发孩子的自我表现
发展阶段与开展阶段互换位置	4	社会性	社交性 守法性	**我是演奏家** 通过与其他成员一起演奏，培养团队精神。这有助于增加与他人的互动，提高合作能力
	5	社会性	社交性 守法性	**困难来临的时候** 通过欣赏歌曲进行重要词语的填写；跟随旋律和歌词，模仿音乐治疗师做动作
	6	社会性	社交性 守法性	**我也很棒的 1** 学唱《左手右手》歌曲的第一句；以学校生活为主题进行歌曲写作，演唱自己制作的歌词，并聆听别人的演唱
开展	7	社会性	社交性 守法性	**请你看看我 1** 孩子跟随音乐治疗师的手势进行乐器演奏，准确回应开始 / 停止、强 / 弱等指令
	8	社会性	指导性 社交性 守法性	**请你看看我 2** 学习手势指令；孩子依次担任指挥，指挥其他孩子进行乐器演奏；按照手势指令进行乐器演奏

阶段	次数	目标	下位目标	活动主题
	9	社会性	指导性 社交性	我也很棒的 2 孩子自由挑选乐器，以校园生活为 主题，进行即兴演奏
总结	10	社会性	社交性 勤勉性 守法性	《三只小猪》1 了解《三只小猪》音乐剧的内容， 一起讨论故事中的道理；学习各个 主题的歌曲
	11	社会性	社交性 勤勉性 守法性	《三只小猪》2 挑选角色，并演奏符合角色的音乐； 一起讨论故事的细节，并用乐器和 歌声表达主人公的心声
	12	社会性	社交性 勤勉性 守法性	《三只小猪》3 强化对故事情节及主人公感情的 理解

三、测量工具

本研究使用的社会性测量工具以 Haksoo Kim 和 Yunsoo Lee（1975）编制的量表为基础，为便于中国儿童理解、应答，最终由笔者与两名精通中韩两国语言的学者共同翻译修改完成。社会性量表由指导性、勤勉性、社交性、守法性四个分量表构成。各题项使用利克特 5 级评分法，从"总是那样"的 5 分到"完全不是那样"的 1 分，分数越高，则表明社会性能力越高。社会性量表的内容构成如表 4-3 所示。

表 4-3　社会性量表的内容构成

	内容
指导性	有效率地组织、推进和决定事情的能力等
勤勉性	坚持完成个人目标的程度等

续　表

	内容
社交性	与他人建立关系的能力，如社会参与度及应对能力、给他人带来好感的程度等
守法性	遵守社会规则、有责任感、不违背社会秩序的意志等
社会性总体	作为社会或集体的一员，活动中表现出有利于集体和社会发展的特性

本研究在信度检测中剔除不能确保信度的 16 号题项后，最终得到 15 个题项，其中指导性量表有 4 个题项，勤勉性量表有 4 个题项，社交性量表有 4 个题项，守法性量表有 3 个题项。具体的信度检测结果如表 4-4 所示。

表 4-4　社会性量表的信度分析

项目	题项号码	条目	Cronbach's α（克隆巴赫 α 系数）
指导性	1、2、3、4	4	0.753
勤勉性	5、6、7、8	4	0.707
社交性	9、10、11、12	4	0.572
守法性	13、14、15	3	0.606
社会性总体		15	0.846

四、数据处理

为验证音乐治疗对社会性的影响，本研究使用 SPSS 26.0 分析了实验前和实验后收集的数据。

（一）信度分析

使用 Cronbach's α 系数对量表进行信度分析，以评估量表的内部一致性。

（二）正态分布检验

使用 Shapiro-Wilk 检验（W 检验）对收集的数据进行正态分布检验。

（三）实验组与对照组同质性检验

在实验前，使用卡方检验对实验组与对照组的一般特性进行检验，以确保它们在实验前是均衡分布的。

（四）独立样本 *t* 检验

在实施音乐治疗活动前，使用独立样本 *t* 检验验证了实验组与对照组之间"社会性"的同质性。同样在实施音乐治疗活动后，使用独立样本 *t* 检验验证了实验组与对照组组间在社会性方面的效果差异。

（五）配对样本 *t* 检验

在实施音乐治疗活动后，使用配对样本 *t* 检验检验了实验组、对照组组内在社会性方面的效果差异。

（六）曼－惠特尼 U 检验

曼－惠特尼 U 检验（Mann-Whitney U test）用于检验音乐治疗对儿童的社会性在性别上的同质性及效果差异。

（七）克鲁斯卡尔－沃利斯检验

克鲁斯卡尔－沃利斯检验（Kruskal-Wallis test，K-W 检验）用于检验音乐治疗对儿童的社会性在年级上的同质性及效果差异。

第二节　音乐治疗活动构成

音乐治疗活动构成如表4-5所示。

表4-5　音乐治疗活动构成

次数	活动方法和活动内容	适用根据
1	**歌曲演唱** 通过传唱、对唱的形式，用歌声进行自我介绍，其他孩子给予回应，以增加团体内部的交流和凝聚力；音乐治疗师与孩子相互熟悉，建立最初的活动关系；自我介绍活动后，孩子制作自己的名片卡	音乐能在人与人之间形成情感纽带，使情感交流变得更加容易。用唱歌的方式能自然地表达情感，且使用自己的声音进行积极的自我认知，能够认识到自我价值，从而获得自信。通过歌曲介绍自己，可以帮助音乐治疗师和其他成员了解自己，并形成积极的关系，增进团体内部的亲密感
2	**歌曲演唱、音乐游戏** 用歌声唱出自己名片卡的内容，其他孩子进行模仿、回应，强化团体内部的亲密度和信任度。 传递糖果活动：以鼓手的节奏指令进行糖果传递，在游戏规则中体会社会规则；活动结束后，将糖果作为强化物赠予孩子，诱发孩子参与活动的动机	在活动初期，孩子用经常接触的熟悉歌曲唱出自己名片卡的内容，有助于缓解紧张感。在导入阶段，音乐游戏是一种极有影响力的媒介，具有超高的吸引力。在游戏进行中，孩子需要遵守游戏规则，并照顾对方的感受，这有助于促进他们的相互合作

次数	活动方法和活动内容	适用根据
3	歌曲演唱、音乐游戏 孩子先和音乐治疗师对唱《你好歌》，然后抽纸条选择要哼唱的歌曲进行分组（纸条内容为歌曲《小星星》《两只老虎》）。哼唱《小星星》的孩子为一组，哼唱《两只老虎》的孩子为一组，然后两组孩子对唱《你好歌》。在"我是小模特"活动中，孩子展示的动作需要小组进行讨论，从而增进组内成员的交流。这样的成功体验可以给团体成员带来成就感、信任感和亲密感，诱发孩子更积极地参与活动	在第三次音乐活动中，孩子初步与音乐治疗师形成亲密关系，音乐的魅力和愉悦性也在吸引孩子参与音乐活动。大家一起合唱《你好歌》，可以促进团体内部的凝聚力，使大家形成共同体意识，从而建立一段良好的、亲密的合作关系，并有助于在社会中实现新的开始（Brooks，1973）
4	乐器演奏 音乐治疗师指导孩子使用尤克里里弹奏并演唱《生日快乐歌》。借助孩子对吉他类乐器的浓厚兴趣，采用简单的演奏技巧引导他们。这样做不仅能让孩子在完成音乐演奏的过程中增强自信，还有助于培养孩子积极的自我认同感。在学习乐器演奏的过程中，孩子需要学会克服演奏过程中手指的不适感，以实现更协调的合奏表演	学习音乐技能的过程与其他学习过程一样，是一个不断解决问题、克服困难和获得成功体验的过程。不同的是，学习音乐技能的过程伴随着愉悦体验。儿童通过乐器的演奏活动，体验到一种社会责任感。演奏的成功，不仅使儿童承担了相应的责任，而且可以使其从中获得成就感。在演奏中获得的成就感可以有效地改善孩子的自我评价，增强他们的自信心，最终将自己在学习音乐的过程中获得的成功经验泛化到日常生活中去（高天，2008）

续　表

次数	活动方法和活动内容	适用根据
5	**歌曲欣赏和讨论** 选用主题为克服困难、挫折的歌曲进行讨论。通过欣赏歌曲进行重要词语的填写，分享自己对歌词内容的想法	将歌词内容作为讨论主题，引导孩子接受和分享自己的想法和情感，从而创造重新整理自己想法的机会。对以克服困难、挫折为主题的歌词进行讨论，可以帮助孩子识别不正确的思想和行为。在这样的讨论过程中，团体成员的相互认同和支持，能够促进团体内部的交流。将歌曲中重要的词语作为填空题让孩子作答，可以提高孩子的注意力和参与度。通过歌词填写可以轻易地接近孩子，不会产生尴尬和排斥感。 制作歌曲的活动可以探索自己的经验和感情，从而摆脱消极感，塑造积极的自我形象。孩子可以通过互相对话，创作歌词，来倾听他人的意见，产生共鸣，从而吸收和借鉴他人的经验
6	**歌曲填词** 以校园生活为主题进行歌曲填词，探索自己的魅力和优点，增强自尊感，形成积极的自我认识，聆听他人的想法，体验人际关系中的互动，从而增进与同龄人的交流	

续　表

次数	活动方法和活动内容	适用根据
7	打击类乐器演奏 1 使用打击类乐器进行演奏，在音乐治疗师的手势指令下，调节演奏的力度和声音的大小、时长、开始或停止	利用打击类乐器进行节奏演奏的方法很简单，任何人都可以轻松完成，这种演奏不仅可以给人提供心理上的安全感，还可以起到发泄情感的作用。大力击打乐器和长时间不间断大声呐喊，可以把情感投射到节奏和声音中，增强自我表达能力，消除压力，从而增强社交技能和团队凝聚力（Bailey，1983）。当要遵循手势指令进行演奏时，儿童需要按照指示注意演奏的速度（快或慢）、音量（大或小），并学会有序等待（开始或停止）。这样的练习不仅能帮助儿童区分自己和他人，还有助于减轻他们对新事物的恐惧，促进他们学习亲社会行为
8	打击类乐器演奏 2 孩子依次作为乐队指挥，对其他成员下达演奏指令，其他成员跟随指令进行演奏，并跟随手势的变化控制自己演奏乐器的强弱、开始或停止	
9	即兴演奏 以校园生活为主题进行即兴演奏	以校园生活为即兴演奏的主题，以声音表现所指的事物或感情，有助于探索自己的情感。大家虽然是随心所欲地演奏，但追求和谐音效的目标使每一个成员自觉或不自觉地不断调整自己的节奏、速度、音量或旋律，从而在音乐中找到和确立自己的位置，最终获得成功的体验。这是一个学习适应生活和人际关系的很好的机会。在演奏过程中，孩子会自然而然地学会区分自己和他人的声音，并调整自己以适应整体的演奏，这种自发的行为有助于提升他们的社会自尊感

续　表

次数	活动方法和活动内容	适用根据
10	音乐剧 1 一起讨论《三只小猪》音乐剧的内容和故事中的道理；学习演唱音乐剧中的歌曲	通过讨论《三只小猪》音乐剧及用音乐表达主人公的心声，孩子可以将自己的以往经验与音乐剧的内容进行同步，从而将自己的情感通过音乐进行倾诉。在这个过程中，孩子可以增进对自己和他人的理解，从而学会更好地接纳自己和他人
11	音乐剧 2 回顾音乐剧内容，说明乐器所代表的角色，挑选后演奏符合角色的乐器。一起讨论故事的细节，用乐器和歌声表达主人公的心声	
12	音乐剧 3 强化对故事情节及主人公情感的理解	

第三节　研究结果

一、同质性检验

（一）一般特性的同质性检验

本研究在实验前使用卡方检验对实验组和对照组的一般特性的同质性进行了验证，结果显示：年龄（$p=1.000$）、年级（$p=0.961$）、性别（$p=0.637$）均无显著性差异（表4-6），具有同质性。

表4-6　一般特性的检验

项目		实验组 n=12		对照组 n=12		x^2/t	p
年龄		12	11.75±1.06	12	11.75±0.97	0.000	1.000
年级	3	1	8.33%	1	8.33%	0.297	0.961
	4	2	16.67%	2	16.67%		
	5	4	33.33%	5	41.67%		
	6	5	41.67%	4	33.33%		
性别	男	6	50.00%	5	41.67%	0.223	0.637
	女	6	50.00%	7	58.33%		

（二）社会性量表的同质性检验

实验前，实验组和对照组的社会性量表同质性检验结果显示：社会性总体在统计学上无显著性差异（$p=0.929$）；分量表中，指导性（$p=1.000$）、勤勉性（$p=0.317$）、社交性（$p=0.866$）、守法性（$p=0.356$）量表在统计学上均无显著性差异（表4-7）。

表4-7　社会性量表的同质性检验

项目	实验组		对照组		t	p
	M	SD	M	SD		
指导性	2.67	0.82	2.67	0.82	0	1.000
勤勉性	3.69	0.78	4.00	0.71	1.03	0.317
社交性	3.69	0.58	3.65	0.62	−0.17	0.866
守法性	3.64	0.97	3.28	0.91	−0.94	0.356
社会性总体	3.42	0.62	3.40	0.60	−0.09	0.929

二、差异性检验

（一）组间的差异性检验

1. 各组间社会性总体的实验后分数的分析结果

实验组的实验后平均分（M=4.19）比对照组实验后的平均分（M=3.40）高 0.79，出现了显著性差异（p=0.001）（表 4-8）。

表 4-8　实验后社会性总体实验组 – 对照组的检验

项目	实验组		对照组		t	p
	M	SD	M	SD		
社会性总体	4.19	0.36	3.40	0.57	-4.06	0.001

2. 各组间社会性总体的实验前 – 实验后变化量的分析结果

实验组实验前 – 实验后变化量的平均数（M=0.77）比对照组实验前 – 实验后变化量的平均数（M=0）高 0.77，出现了显著性差异（p=0.003）（表 4-9）。

表 4-9　实验后社会性总体实验组变化量 – 对照组变化量的检验

项目	实验组		对照组		t	p
	M	SD	M	SD		
社会性总体	0.77	0.66	0	0.44	-3.35	0.003

3. 各组间的社会性分量表的分析

（1）各组间社会性分量表实验后分数的分析结果。实验组在指导性量表的平均分（M=3.63）比对照组的平均分（M=2.63）高1，出现了显著性差异（p=0.004）。实验组在勤勉性量表的平均分（M=4.38）比对照组的平均分（M=3.85）高0.53，出现了显著性差异（p=0.022）。实验组在社交性量表的平均分（M=4.54）比对照组的平均分（M=3.48）高1.06，出现了显著性差异（p=0.001）。实验组在守法性量表的平均分（M=4.22）比对照组的平均分（M=3.64）高0.58，未出现显著性差异（p=0.084）（表4-10）。

表4-10　实验后社会性分量表实验组－对照组的检验

分量表	实验组		对照组		t	p
	M	SD	M	SD		
指导性	3.63	0.51	2.63	0.94	-3.23	0.004
勤勉性	4.38	0.43	3.85	0.59	-2.47	0.022
社交性	4.54	0.35	3.48	0.87	-3.93	0.001
守法性	4.22	0.84	3.64	0.73	-1.81	0.084

（2）各组间社会性分量表的实验前－实验后变化量的分析结果。实验组在指导性量表的变化量平均分（M=0.96）比对照组的平均分（M=-0.04）高1，出现了显著性差异（p=0.004）。实验组在勤勉性量表的变化量平均分（M=0.69）比对照组（M=-0.15）高0.84，出现了显著性差异（p=0.016）。实验组在社交性量表的变化量平均分（M=0.85）比对照组的平均分（M=-0.17）高1.02，出现了显著性差异（p=0.001）。实验组在守法性量表的变化量平均分（M=0.58）比对照组的平均分（M=0.36）高0.22，未出现显著性差异（p=0.562）（表4-11）。

表 4-11　实验后社会性分量表实验组变化量 – 对照组变化量的检验

分量表	实验组		对照组		t	p
	M	SD	M	SD		
指导性	0.96	0.74	−0.04	0.78	−3.21	0.004
勤勉性	0.69	0.94	−0.15	0.54	−2.66	0.016
社交性	0.85	0.56	−0.17	0.79	−3.67	0.001
守法性	0.58	0.87	0.36	0.98	−0.59	0.562

（二）各组内的差异性检验

1. 各组内实验前 – 实验后社会性总体的分析结果

实验组社会性总体实验后平均分（M=4.19）比实验前平均分（M=3.42）高 0.77，出现了显著性差异（p=0.002）。对照组社会性总体实验后平均分（M=3.40）与实验前的平均分（M=3.40）相同，未出现显著性差异（p=0.99）（表 4-12）。

表 4-12　实验前 – 实验后各组社会性总体的检验

项目	组别	实验前		实验后		t	p
		M	SD	M	SD		
社会性总体	实验组	3.42	0.62	4.19	0.36	4.05	0.002
	对照组	3.40	0.60	3.40	0.57	0.01	0.99

2. 各组内社会性分量表分数的分析结果

实验组在指导性量表的实验后平均分（M=3.63）比实验前平均分（M=2.67）高 0.96，出现了显著性差异（p=0.001）。对照组在指导性量表的实验后平均分（M=2.63）比实验前平均分（M=2.67）低 0.04，未出现显著性差异（p=0.858）。实验组在勤勉性量表的实验后平均分（M=4.38）比实验前平均分（M=3.69）高 0.69，出现了显著性差异（p=0.028）。对照组在勤勉性量表的实验后平均分（M=3.85）比实验前平均分（M=4.00）低 0.15，未出现显著性差异（p=0.368）。实验组在社交性量表的实验后平均分（M=4.54）比实验前平均分（M=3.69）高 0.85，出现了显著性差异（p=0.000）。对照组在社交性量表的实验后平均分（M=3.48）比实验前平均分（M=3.65）低 0.17，未出现显著性差异（p=0.478）。实验组在守法性量表的实验后平均分（M=4.22）比实验前平均分（M=3.64）高 0.58，出现了显著性差异（p=0.040）。对照组在守法性量表的实验后平均分（M=3.64）比实验前平均分（M=3.28）高 0.36，未出现显著性差异（p=0.228）（表 4-13）。

表 4-13 各组内社会性分量表分数的检验

组别	分量表	实验前		实验后		t	p
		M	SD	M	SD		
实验组	指导性	2.67	0.82	3.63	0.51	4.5	0.001
	勤勉性	3.69	0.78	4.38	0.43	2.53	0.028
	社交性	3.69	0.58	4.54	0.35	5.30	0.000
	守法性	3.64	0.97	4.22	0.84	2.33	0.040
对照组	指导性	2.67	0.82	2.63	0.94	-0.18	0.858
	勤勉性	4.00	0.71	3.85	0.59	-0.94	0.368
	社交性	3.65	0.62	3.48	0.87	-0.74	0.478
	守法性	3.28	0.91	3.64	0.73	1.28	0.228

（三）性别上的差异检验

表 4-14 显示：社会性总体（$p=0.004$）及勤勉性（$p=0.004$）、社交性分量表（$p=0.029$）出现了显著性差异。本研究又对实验组不同性别被试的音乐治疗效果的变化量进行了差异检验。

表 4-14　实验组实验前分数在性别上的同质性检验

项目	男（$n=6$）		女（$n=6$）		U	Z	p
	秩平均值	总和	秩平均值	总和			
指导性	8.50	51.0	4.50	27.0	6.0	1.96	0.050
勤勉性	9.50	57.0	3.50	21.0	0.0	2.90	0.004
社交性	8.75	52.5	4.25	25.5	4.5	2.18	0.029
守法性	8.25	49.5	4.75	28.5	7.5	1.69	0.091
社会性总体	9.50	57.0	3.50	21.0	0.0	2.88	0.004

表 4-15 显示：勤勉性分量表（$p=0.005$）出现了显著性差异。社会性总体（$p=0.055$）及指导性（$p=0.102$）、社交性（$p=0.257$）、守法性（$p=0.372$）分量表没有出现显著性差异。

表 4-15　性别上实验组社会性的变化量检验

项目	男（$n=6$）		女（$n=6$）		U	Z	p
	秩平均值	总和	秩平均值	总和			
指导性	4.83	29.0	8.17	49.0	8.0	−1.64	0.102
勤勉性	3.67	22.0	9.33	56.0	1.0	−2.78	0.005

续　表

项目	男（n=6）		女（n=6）		U	Z	p
	秩平均值	总和	秩平均值	总和			
社交性	5.33	32.0	7.67	46.0	11.0	−1.13	0.257
守法性	5.58	33.5	7.42	44.5	12.5	−0.89	0.372
社会性总体	4.50	27.0	8.50	51.0	6.0	−1.92	0.055

（四）年级上的差异效果

表4-16显示：社会性总体（$p=0.041$）及社交性（$p=0.014$）、守法性（$p=0.042$）分量表出现了显著性差异。本研究又对实验组年级之间的音乐治疗效果的变化量进行了差异检验。

表4-16　实验组实验前分数在年级上的同质性检验

项目	三、四年级（n=3）	五年级（n=4）	六年级（n=5）	Z	p
	秩平均值	秩平均值	秩平均值		
指导性	7.00	4.25	8.0	2.59	0.274
勤勉性	5.83	4.13	8.8	3.93	0.140
社交性	5.00	3.25	10.00	8.60	0.014
守法性	2.67	6.00	9.2	6.34	0.042
社会性总体	4.00	4.50	9.6	6.37	0.041

表4-17显示：社会性总体（$p=0.034$）及社交性分量表（$p=0.029$），出现了显著性差异。而指导性（$p=0.196$）、勤勉性（$p=0.159$）、守法

性（p=0.057）分量表均没有出现显著性差异。

表4-17　年级上实验组社会性的变化量检验

项目	三、四年级（n=3）	五年级（n=4）	六年级（n=5）	Z	p
	秩平均值	秩平均值	秩平均值		
指导性	6.83	8.75	4.5	3.26	0.196
勤勉性	7.83	8.38	4.2	3.68	0.159
社交性	8.17	9.25	3.3	7.05	0.029
守法性	7.50	9.25	3.7	5.73	0.057
社会性总体	7.67	9.50	3.4	6.78	0.034

第四节　研究结论

　　本研究探讨了音乐治疗对儿童社会性发展的影响。本研究将被试分为实验组和对照组进行比较，结果表明，在实验组内，社会性总体及分量表的得分均呈现出显著的统计学差异，而对照组在这些方面没有显著变化。进一步的组间比较显示，在社会性总体及指导性、勤勉性和社交性分量表方面，实验组与对照组间存在有意义的差异，这说明音乐治疗在提升儿童社会性方面具有有效性。

　　此外，本研究还发现音乐治疗在性别和年级方面的效果存在差异。

　　在性别方面，本研究对实验组男、女的实验前社会性分数进行了同质性验证，结果显示，男性儿童在社会性总体及勤勉性、社交性分量表上的得分高于女性儿童，且存在显著性差异。这一发现与Maccoby和

Jacklin（1974）的研究相呼应，该研究指出，男性儿童在视觉／空间能力、数学能力、活动水平和自尊水平方面普遍超越女性儿童。特别是在社交方面，在某些年龄阶段，男孩会比女孩花更多时间与同伴相处。这些差异揭示了性别对儿童社会性发展的潜在影响，强调了在教育中考虑性别差异的重要性。实验后的变化量结果显示，女性儿童在勤勉性分量表上的得分高于男性儿童，且存在显著性差异。这说明音乐治疗对女性儿童勤勉性方面的效果比对男性儿童的效果更大，可能是因为女孩在注意力、细节处理和组织性方面表现更好，从而使她们在需要持续关注和练习的音乐治疗中更具优势。此外，女性儿童在情感表达和处理上的成熟度可能使她们更能利用音乐治疗进行情感交流和社交互动。

在年级方面，五年级学生经过音乐治疗后在社交性方面相比三、四年级和六年级学生有更显著的提升。五年级学生正处于社交技能发展的关键转折点，相对于低年级的学生，五年级学生的认知能力和情感处理能力更为成熟，能够更有效地利用音乐治疗中的社交学习机会；相比已在社交技能上更为成熟的六年级学生，五年级学生仍在积极探索和建立社交关系，在社交适应上更灵活和开放。此外，六年级作为小学的最后一年，学生伴随着更大的学业压力，以及开始关注更广泛的社交网络和面临青春期前的挑战，这些都可能影响他们参与音乐治疗的专注度。

音乐治疗作为一种创新和有效的干预方式，通过为儿童提供安全、支持的环境，能够极大地促进儿童的社会性发展。儿童通过参与音乐活动不仅能够自由地交流和表达情感，还能够学习如何倾听和理解他人的情感，这种双向的交流和理解为他们更好地适应社会提供了坚实的基础。音乐治疗中的集体活动，如合奏、合唱和即兴创作，为儿童提供了与他人协作和沟通的机会，这不仅能促进他们社交技能的提升，还能增进他们对团队合作重要性的理解。在音乐的引导下，儿童能够更深入地探索和理解自己在同伴互动和校园生活中的经历和感受。这种探索和理解能够促进儿童对友谊的价值、团队合作的重要性以及校园社会规则的深入理解，这对他们形成健康的社交观念和积极的自我认知至关重要。

综上所述，音乐治疗对儿童的社会性发展产生了深远的积极影响。通过音乐治疗，儿童能够在一个充满乐趣和创造性的环境中学习和成长，这将对他们的整个童年产生持久的正面影响。

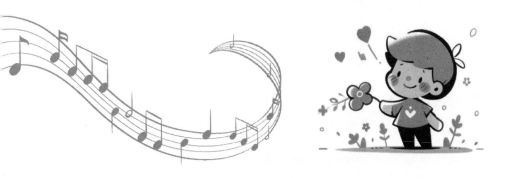

第五章　音乐治疗师的素质要求与职业伦理

成为一名音乐治疗师不仅需要具备相关的音乐技艺，还需要掌握心理学、医学和社会学等多学科知识，以在互动活动中理解并满足来访者的需求。而较强的音乐表达能力、共情能力及出色的人际交往能力是建立与来访者信任关系的基石。遵守职业伦理规范则是确保治疗效果和来访者安全的关键要素。

第一节　音乐治疗师的素质要求

音乐治疗师的工作不仅是以爱心和专业知识帮助来访者，也涉及与不同年龄层人的合作，并根据他们的特定需求通过音乐达到治疗的目的。音乐治疗师要具备专业的音乐技能，如熟练掌握钢琴、吉他等乐器的演奏技巧，并对不同音乐风格有一定的了解。音乐治疗师的教育背景通常涉及哲学、心理学、医学等领域，这些领域的知识能够帮助他们更好地理解来访者的需求。在个人特质方面，音乐治疗师需要具备创造力、想象力，能够有效地与来访者、同事及其他专业人员互动，还需要是值得信赖的人，能够严守职业伦理，真诚地对待每一位来访者。

美国音乐治疗协会强调了身心健康、应对工作压力的能力以及热情的工作态度对音乐治疗师的重要性。进入音乐治疗领域的专业人士需要具备良好的身心健康状况，并能有效地应对治疗过程中可能出现的压力。此外，音乐治疗师应展现出乐于与人交往和乐意帮助他人的人格特质。音乐治疗工作涉及与不同年龄和能力水平的人进行交流和互动，因此音乐治疗师需要具备共情能力、创造力和想象力，并对自我有深刻的理解。

一、内在品质

（一）良好的动机

"良好的动机"作为音乐治疗师的一项核心素质，指的是音乐治疗师要对自己的工作怀有真诚意图和积极态度。这种动机源自对音乐治疗的热爱、对来访者的关心以及希望通过自己的专业技能为他人带来积极变化的愿望。

具备良好动机的音乐治疗师通常对自己的工作充满热情。音乐治疗不仅是一种职业，更是一种帮助他人、实现个人价值的方式。内在驱动力能够使音乐治疗师在面对日常的工作挑战和困难时，保持积极和专注，致力提供高质量的治疗服务。良好的动机还意味着音乐治疗师对来访者的需求和福祉抱有深切的关怀。音乐治疗师在治疗过程中展现出的同理心和敏感性，不仅来自专业训练，也源自内心对来访者健康和幸福的真诚关注。良好的动机还包括对自我成长和专业发展的追求。音乐治疗师会不断学习和更新自己的专业知识，以保持治疗方法的先进性和适应性。这种对专业发展的追求不仅有助于提高他们的治疗技能，也反映了他们通过不断进步以更好地服务来访者的意愿。具备良好动机的音乐治疗师能够在为来访者提供有效治疗的同时，实现自身的职业成长。

（二）耐心与关怀

音乐治疗往往涉及与来访者建立深厚的理解和紧密的联系，这不仅需要时间，还需要音乐治疗师展现出持续的耐心。在治疗的过程中，音乐治疗师经常面临各种挑战，如治疗进展的缓慢、来访者的迟疑或困惑，以及可能出现的各种不确定的问题。音乐治疗师的耐心不仅体现在对治疗过程的投入上，还体现在对来访者需求的持续关注和响应上。对来访者而言，在治疗中发生良好的变化往往是一个漫长且充满挑战的过程，甚至导致他们达到情感和心理承受能力的极限。此时，音乐治疗师的耐心成为来访者坚持下去的关键。它不仅是对来访者发生改变和获得成长的信任，也是在困难时刻为来访者提供希望和鼓励的源泉。

关怀体现了音乐治疗师对来访者福祉的真诚关心，这不仅是一种职业责任，更是一种人文关怀的体现。音乐治疗师通过展现真诚的关心和全面的理解，营造一个温暖、安全的治疗环境，使来访者感受到被尊重和被接纳，从而在治疗过程中放下防备，更加真实地表达自己，进而获得更好的疗效。

（三）开放包容的心态

开放包容的心态不仅意味着对来访者的理解和接纳，也是音乐治疗师专业成长的关键。在治疗过程中，音乐治疗师将不可避免地接触到新的观念和想法，这些都可能对其已有知识、情感和心态提出挑战。如何将新的观念和想法融入现有的思维框架，并将它们有机地结合起来，是成为更优秀的音乐治疗师的关键。此外，音乐治疗作为一门新兴的交叉学科，不断受到心理学、医学、生理学、社会学、脑科学等学科的影响，因此音乐治疗学的理论、思路和实践在不断发展和变化。因此，音乐治疗师应该紧跟相关学科的最新发展，学习新的理论和方法，并将其与自己的音乐治疗实践相结合。

二、人际互动能力

（一）乐于交往

人的性格没有好坏之分，但是作为音乐治疗师，善于与人和谐相处是成功的一个基本因素（Borczon，2004）。乐于交往的特质使音乐治疗师更容易与来访者建立信任，并在理解来访者的需求、激发来访者积极反应方面表现出色，这对治疗的流畅进行极为有利。在音乐治疗中，与来访者建立良好的关系是基础。善于社交的音乐治疗师通常更善于倾听，能够深入理解来访者的情感和需求。这种深度理解有助于在治疗过程中做出精准的判断，为来访者提供更加个性化的治疗方案。同时，乐于交往的特质也能促进音乐治疗师与其他专业人员的沟通和协作，特别是在多学科治疗团队中。

在音乐治疗的过程中，营造一个积极的治疗环境是关键。乐于交往的音乐治疗师能够通过其热情和积极的态度传递正能量，帮助来访者放松并更好地投入治疗中。在团体治疗中，乐于交往的音乐治疗师对促进团队合作和增强与来访者的互动特别有益，且能通过其热情激发来访者的兴趣和热情，这对维持来访者的参与度和实现治疗目标十分有利。乐于交往的音乐治疗师还能够根据来访者的反应快速调整治疗策略，确保治疗过程的连贯性。

（二）沟通技能

音乐治疗师的沟通技能不仅包括能够清晰、准确地表达自己的思想和情感，也涉及倾听和理解来访者的需求。音乐治疗师通过有效沟通与来访者建立信任关系，从而确保治疗目标和方法得到来访者的理解和认同。良好的沟通技能能够使音乐治疗师更深入地了解来访者的内心世界，同时帮助来访者更好地表达自己，促进治疗过程的顺畅进行。

沟通技能还包括非言语沟通，如身体姿势、面部表情和语音、语调等，这些都能传递重要的情感和态度信息。在音乐治疗中，非言语沟通尤为重要，因为音乐本身就是一种非言语表达形式。音乐治疗师需要能够灵敏地捕捉并回应来访者通过音乐和非言语行为表达的情感和需求。此外，沟通技能还涉及适应不同来访者的沟通风格和需求。这意味着音乐治疗师需要能够调整自己的沟通方式，以适应不同年龄、文化背景和个性的来访者。对于有特殊沟通需求的来访者，音乐治疗师需要运用更有创造性的沟通方式。

（三）同理心和共情

同理心使音乐治疗师能够从来访者的视角感受和理解其经历与情感，从而产生深刻的共鸣和信任。这种能力不仅涉及情感上的共鸣，也包括对来访者情绪、需求和体验的深刻理解。同理心不仅体现在对言语的理解上，更体现在能够对来访者的非言语信号、情绪变化和隐含的需求做出快速且准确的响应上。音乐治疗师凭借对情感和意义的敏感理解，能够深入地与来访者进行情感交流和治疗互动。

在音乐治疗中，共情是指音乐治疗师在与来访者共同体验情感的同时，保持自身情感的独立性。这就像是音乐治疗师和来访者演奏同一旋律，但处于不同的音域。这种方法允许音乐治疗师深入理解来访者的感受，同时保持情感边界。当音乐治疗师与来访者在生活背景、经历或性格上存在较大差异时，实现这种共情可能更具挑战。但音乐本身就是一种能够跨越个体差异的媒介，它能够帮助治疗师与来访者建立情感上的联系，从而促进治疗目标的实现。通过音乐，音乐治疗师可以更加有效地理解来访者，从而为其提供适切的支持和帮助（高天，2008）。

三、自我管理

（一）适应性

音乐治疗师的适应性在于能够灵活地应对各种治疗场景和来访者需求。首先，音乐治疗师需要对来访者的年龄、文化背景、心理和生理状况有清晰的理解，并据此调整治疗方法。其次，音乐治疗师经常在不同的环境中工作，如医院、学校或社区中心等，他们需要能够在这些多变的环境中保持敏感。再次，适应性还要求音乐治疗师掌握多种音乐治疗技术，并能根据来访者的反馈灵活调整治疗计划。治疗过程中的突发情况，如来访者情绪突变或健康危机，也要求音乐治疗师能迅速且妥当地做出反应。最后，随着音乐治疗领域的不断发展，治疗师需要不断学习新的研究成果和技术，以适应专业领域的演变。这种全方位的适应性不仅要求音乐治疗师具备灵活性和创造性，还要求他们具有不断自我更新和成长的能力。

（二）自我觉察和自我反省

音乐治疗师的自我觉察能力涉及对自己情感、思维、行为和身体状态的深刻了解与管理。在情感层面，音乐治疗师需要识别和理解自己在治疗过程中的情绪反应，如同情、焦虑或喜悦，并学会管理这些情绪，以免影响治疗效果。例如，音乐治疗师可能会对来访者的痛苦经历感到难过，但需要保持专业性、客观性，同时对来访者表达同情和支持。音乐治疗师只有深刻洞察自己内心世界的困惑和矛盾冲突，并接纳和积极地应对，才能放空自己，才能有能力去帮助来访者走出内心世界的困惑。在认知层面，音乐治疗师应具备对自己思维方式和决策过程的深刻理解。这包括识别可能影响治疗决策的个人偏见和认知模式，并学会客观评估不同的治疗方案。在身心健康方面，音乐治疗师需要对自己的身体信号保持敏感，如识别由工作引起的压力或疲劳，并采取措施保持最佳的身体和心理状态。

自我反省要求音乐治疗师不断审视和评估自己的治疗方法和技巧，以及这些方法和技巧如何影响来访者。通过反思治疗过程中的成功和挑战，音乐治疗师可以不断提升自己的专业技能。同时，音乐治疗师需要有清晰的自我认知，包括对自己的治疗理念、职业目标和价值观有深刻的理解，这有助于他们在面对伦理困境和职业挑战时做出恰当的决策。

（三）爱心与职业边界

音乐治疗师的爱心与职业边界涉及如何在充满同情心和关怀的基础上，维护职业边界。爱心是音乐治疗师工作的基石，体现了音乐治疗师对来访者的深切关怀和真诚的帮助意愿。音乐治疗师通过展现爱心，可以创造一个温暖、支持的治疗环境，让来访者感到安全和被接纳，促进来访者心理健康和情感表达。然而，维持职业边界也同样重要。这意味着音乐治疗师需要在关怀和专业之间找到平衡，避免与来访者发展出超越治疗关系的私人关系。职业边界的维护有助于保持治疗的客观性，同时确保音乐治疗师不受过度情感投入的影响。通过在关怀和专业之间找到适当的平衡点，音乐治疗师不仅可以提供高效的治疗服务，还能保护自己和来访者。这种平衡对建立健康、有效的治疗关系至关重要。

四、想象力与创作力、灵活应变能力和文化敏感性

（一）想象力和创作力

音乐治疗师的工作要求他们具备高度的想象力和创作力。音乐治疗师需要为来访者提供个性化的治疗方案。这些来访者可能在音乐方面没有基础，对音乐的理解力和感受能力也有限。同时，音乐治疗师在治疗过程中安排的音乐活动常常并不以学习音乐技巧为目的，而是将其作为一种治疗工具和沟通媒介，来促进来访者的康复。这就需要音乐治疗师从通常意义上的音乐思维中跳出来，更多地从来访者的具体需求出发。

想象力使音乐治疗师能够创造出适合不同个体和情境的独特治疗方案，而创作力是将这些想象转化为实际治疗活动和方法的关键。为理解和共情来访者的情感和经历，音乐治疗师需要能够在心中构建出来访者的感受、经历以及可能的心理状态。例如，面对患有孤独症谱系障碍的儿童，音乐治疗师需要运用想象力和非言语交流方式探索和理解孩子的内心世界。此外，音乐治疗师需要创造性地思考如何使用音乐来达到治疗目标，包括创作特定的音乐作品、设计音乐互动游戏，甚至是创造全新的治疗方法等。例如，音乐治疗师需要根据患者的情感和心理需求，编写个性化的歌曲或设计特定的音乐体验活动。音乐治疗师不仅需要有

创新的想法，还需要具备将这些想法付诸实践的能力，包括编写歌曲、演奏乐器、录制音乐作品，以及在治疗过程中灵活运用各种音乐技巧和工具。创作力使音乐治疗师能够根据每个来访者的独特需求，创作出个性化的治疗材料和经验。

想象力和创作力是音乐治疗师适应不断变化的治疗需求的关键。随着治疗过程的推进，来访者的反应和需求可能发生变化，音乐治疗师需要能够迅速调整治疗方法，以适应这些变化。这要求音乐治疗师不断探索新的音乐风格、治疗技巧和互动形式。例如，音乐治疗师可能发现某种特定的音乐节奏或旋律对某个来访者产生了意想不到的积极效果，此时，他需要能够即兴创作或改编音乐，以最大限度地利用这种发现。此外，想象力和创作力还体现在音乐治疗师与来访者之间的互动上。音乐治疗往往是一个共创的过程，音乐治疗师和来访者可以一起创作音乐，共同参与即兴表演。这种互动不仅能促进治疗关系的建立，还能使来访者在安全的环境中表达自己，探索和发展自己的创造力。

（二）灵活应变能力

音乐治疗师经常需要面对来自不同背景和有不同需求的来访者。这就要求音乐治疗师能够根据治疗过程中出现的各种情况，快速有效地调整治疗方法和策略，以确保治疗活动既安全又有效。

首先，灵活应变能力体现在音乐治疗师对来访者个体差异的敏感性和适应性上。来访者可能患有不同类型的心理或生理疾病，每个人的反应和需求也各不相同。例如，有的来访者可能对某种音乐节奏产生强烈的情绪反应，而另一些来访者则可能对此毫无反应。音乐治疗师需要能够迅速识别这些个体差异，并调整治疗计划，如更换音乐风格、调整音量或节奏，甚至改变治疗方法。其次，灵活应变能力体现在音乐治疗师对不可预见事件的处理上。治疗过程中可能会出现各种意外情况，如来访者突然情绪激动或发生其他紧急情况，音乐治疗师需要能够迅速评估情况并做出适当反应，以确保治疗的安全性和连续性。例如，当来访者在治疗过程中出现情绪危机时，音乐治疗师需要暂停音乐活动，采取安抚措施或者调整治疗方案，以更好地满足来访者的当下需求。最后，灵活应变能力还体现在音乐治疗师对治疗过程和结果的不断评估和调整上。音乐治疗师需要持续观察来访者在治疗过程中的反应，以确保治疗活动符合治疗目标和计划。例如，如果音乐治疗师发现某种音乐活动对来访者的恢复特别有效，那么就增加该活动的频率；相反，如果音乐治疗师发现某种方法的效果不明显，那么就需要尝试新的策略或技术。

（三）文化敏感性

文化敏感性指的是音乐治疗师对来访者文化背景的认识、理解和尊重，以及能够在治疗过程中适应和回应这些文化差异的能力。音乐治疗师必须意识到文化差异对个体的音乐偏好和治疗反应可能产生的影响。来自不同文化背景的人可能对音乐有着不同的感受和理解，因此，音乐治疗师需要选择适合特定文化背景的音乐，以提高治疗的有效性。例如，使用来访者熟悉和喜爱的传统音乐，可能比使用他们不熟悉的音乐更能激发他们积极的情感反应。文化敏感性包括音乐治疗师对来访者的语言、信仰、价值观和生活习惯的理解和尊重。音乐治疗师需要在沟通和治疗过程中考虑这些因素，避免文化偏见和误解，确保治疗环境是包容和尊重多元文化的。

五、知识结构与能力

（一）必备的基础知识结构

音乐治疗师的基础知识结构是多元的，包括生理解剖、康复医学、异常心理学、发展心理学、人格心理学等领域的基础知识，以应对在职业实践中遇到的各种复杂情况。

音乐治疗师需要具备扎实的生理解剖和康复医学知识，以便更好地理解来访者的身体状况和可能的限制，这对制订个性化的音乐治疗计划至关重要。举例来说，假如来访者患有肌肉萎缩，这是一种影响肌肉功能的神经系统疾病。音乐治疗师需要了解肌肉萎缩如何影响肌肉控制和运动能力，以便在治疗中选择适当的音乐活动，帮助来访者维持或改善肌肉功能。又如，面对患有创伤后应激障碍来访者，音乐治疗师需要掌握异常心理学和精神病理学知识，设计合适的音乐治疗方案，以帮助来访者缓解情感压力，减轻焦虑以及处理创伤后的情感和心理挑战，从而提高其生活质量。

了解发展心理学和人格心理学领域的知识对音乐治疗师理解不同年龄段和背景的来访者在生理、认知、情感和社会层面的成长至关重要。通过这些理解，音乐治疗师可以更有效地设计和实施治疗计划，从而对来访者的人格发展产生积极影响。发展心理学研究人在不同生命阶段的心理变化。例如，面对儿童，音乐治疗师需了解儿童的认知、情感和社会发展阶段，以便选择合适的音乐活动。对于青少年，音乐可以作为一种表达自我和处理情绪的工具，帮助他们处理身份认同和社会关系的问题。人格心理学探索个体的性格特征和行为模式。音乐治疗师通过了解来访者的性格特点，可以更好地选择适合其个性的音乐活动。通过音乐活动，音乐治疗师可以帮助来访者认识和调整自己的行为模式，如通过团体音乐治疗帮助有社交障碍的人学习社交技巧。

（二）临床治疗技术

临床治疗技术直接影响治疗的有效性和患者的改善程度。音乐治疗师必须具备扎实的音乐技能，包括器乐演奏能力、歌唱能力和音乐基础理论等。这些技能不仅能够使音乐治疗师更好地与来访者进行互动，还有助于音乐治疗师根据来访者的具体情况演奏或改编音乐作品，从而更高效地实现治疗目的。

音乐治疗师需要具备良好的歌唱能力，这对通过歌曲传达情绪和信息至关重要。音乐治疗师还需要掌握多种曲风的演唱技巧，以适应不同来访者的音乐偏好和治疗需求。同时，具备器乐即兴伴奏能力，对创造一个灵活、互动的治疗环境非常重要。现场伴奏相比预录音频伴奏更具优势，因为它能更好地适应来访者的情感变化，减少来访者的挫败感，增强其在歌唱过程中的情感表达和体验。

音乐治疗师不仅需要具备扎实的器乐演奏能力，还需要熟悉和声学和配器学，以便在引导来访者进行多种乐器的即兴演奏时，能有效地掌握和协调不同乐器之间的和声关系和节奏节拍。例如，在使用甩琴或铝板琴等乐器时，音乐治疗师必须精确地处理不同音高间的和声关系；在使用打击类乐器时，音乐治疗师则需要对其音色进行分声部和分节奏的配合。具有这样能力的音乐治疗师可以充分激发出乐器演奏者的审美表达潜力，从而能进一步加强演奏者在演奏过程中的审美体验，创造更多表达、宣泄其情绪的机会，使其获得更多控制自我意识及情绪的成长机会。

自身音乐方面的能力素养越高，音乐治疗师的临床治疗技术就越有可能发挥得更好。然而，并非所有音乐治疗师都能精通各方面技能，且并非必须如此，关键在于音乐治疗师能够根据自己的特长和兴趣，专注于某一领域的技术，以此来解决特定人群的问题，实现专业成长。对于初学者而言，重要的是了解并发展自己的专长，有针对性地服务不同群体，以此发挥自己的优势，避免盲目追求广度而忽视深度。

（三）研究能力

音乐治疗师的研究能力，能够保障音乐治疗临床技术的规范实施，具体体现在以下几个方面。

第一，音乐治疗师需要能够有效地检索和分析专业文献，包括了解最新的研究动态、理论发展和临床实践的改进方法。音乐治疗师需要将学习的新知识与实践相结合，不断提升自己的专业水平。第二，音乐治疗师需要能够对自己的临床实践进行系统的评估和反思，包括使用各种评估工具衡量治疗效果，以及根据评估结果调整治疗策略。这种持续的自我评估和循环反馈有助于提升治疗效果，确保治疗方法的科学性和有效性。第三，音乐治疗师应具备设计和执行科学研究的能力，包括确定研究问题、设计研究方法、收集和分析数据以及撰写研究报告等。这一能力不仅有助于音乐治疗师评估自己的治疗效果，也能为音乐治疗领域的学术发展做出贡献。第四，在研究过程中，音乐治疗师需要具备跨学科合作与交流的意识。跨学科合作不仅能够开阔音乐治疗师的视野，还能促进知识和技术的交流，从而丰富音乐治疗的理论和实践方法。

总之，一位合格的音乐治疗师的素质是多方面的。有些是天生的，有些是后天通过学习获得的。音乐治疗师需要不断地提升自己的沟通技巧，精进临床治疗技术，开阔学术视野，以更好地帮助来访者，促进来访者的心理健康和情感发展。

第二节　音乐治疗师的职业伦理

伦理涉及行为准则和道德标准，可以被视为一系列原则和价值观，这些原则和价值观指导个人和群体在面对道德困境时做出选择。专业伦理则是在特定职业领域内，职业从业人员在行为和决策过程中应遵循的道德规范和行为标准。专业伦理的意义在于为特定职业领域内的行为和决策提供道德框架和标准，从而确保从业者行为的责任性和道德性。制定和遵循专业伦理准则，不仅可以提升整个行业的服务质量，还能保护公众的利益，增强社会对该行业的信任和尊重。专业伦理对维护行业内部的公平和透明、促进健康竞争，以及指导从业者处理复杂和敏感问题至关重要。

音乐治疗师与其他专业人士一样，不可避免地会面临复杂的伦理问题和冲突。适用于中国音乐治疗师的行业规范准则可参考的有《中华人民共和国精神卫生法》《中国心理学会临床与咨询心理学工作伦理守则》（万瑛，2021）。

《中华人民共和国精神卫生法》对心理咨询与治疗方面的规范要求主要集中在确保心理治疗服务的专业性和安全性上。心理咨询和治疗应由具备相应资格的专业人员在正规的医疗或心理咨询机构中进行。专业人员需要遵循科学、合理的心理治疗原则和方法，确保治疗活动的安全和有效。同时，该法强调保护患者的隐私和个人信息，要求心理咨询师和治疗师在提供服务的过程中尊重患者的知情同意权，并在处理患者信息时严格遵守保密原则；还要关注患者的人权保护，防止在心理治疗过程中出现任何形式的歧视。

《中国心理学会临床与咨询心理学工作伦理守则》将善行、责任、诚信、公正和尊重确立为核心伦理原则，并针对心理咨询和治疗的各个方面提出了详细的指导，包括在建立专业关系时的道德考虑、在获取知情同意的过程中的要求、保护隐私权和保密性的具体措施、确保专业胜任力和承担专业责任的方式等。此外，该守则还对心理测量与评估的伦理要求，教学、培训和督导中的伦理实践，研究活动中的道德规范进行了明确。这些指导原则旨在确保心理咨询和治疗活动的专业性、有效性和伦理性，保障服务对象的权益，同时维护心理咨询与治疗行业的整体形象和信誉。

这些全面的伦理准则旨在指导音乐治疗师在不同情境下保持高标准的职业道德和行为，确保提供高质量的服务，同时促进音乐治疗行业的健康和可持续发展。

一、流程规范原则

音乐治疗师的职业流程规范是其专业化的关键体现，一般来说涵盖评估、制订治疗计划、治疗干预、档案建立四个关键环节。

在评估环节，音乐治疗师需要通过搜集背景资料并运用专业评估工具对来访者进行细致评估，包括来访者的心理状况、社会能力、认知能力、运动能力以及音乐偏好等，以确定来访者希望通过治疗改善或解决的具体问题。如果现有的评估工具不足以获取所需信息，音乐治疗师还需要开发或调整评估工具，以获得更全面的理解。

制订治疗计划环节要求音乐治疗师根据评估结果和来访者的特定需求设计具体的治疗方案。音乐治疗师需要将总体的治疗目标设定为长期目标，然后将长期目标分解为具体的、可衡量的短期目标。音乐治疗师需要为每个短期目标设计合适的治疗计划，确保治疗活动与治疗目标相符。

治疗干预环节是音乐治疗过程的核心，音乐治疗师需要将精心制订的治疗计划转化为具体的治疗活动，并在整个过程中保持敏锐的观察力和灵活性。音乐治疗师在实施各种音乐活动（如乐器演奏、歌曲演唱等）的同时，需要持续评估这些活动是否与治疗目标一致，以及来访者的反应是否符合预期。根据来访者的反应，音乐治疗师可能需要对治疗计划做出灵活的调整，以确保治疗活动能最大程度地满足个别需求。此外，音乐治疗师还应与来访者保持开放的沟通，确保来访者对治疗过程有充分的理解和积极的参与，从而有效地推进治疗进程并达成治疗目标。

档案建立环节涉及对治疗过程的全面记录和文档化。在整个治疗过程中，音乐治疗师需要详细记录治疗目标、使用的治疗方法、来访者的反应和进展，以及任何特殊协议或来访者的特别要求。档案的建立和更新应在每次治疗结束后由音乐治疗师亲自完成，以确保信息的准确性和完整性。档案内容发生变动后，建议让来访者本人在相关文档上签字。这样是对来访者权利的尊重和保护。

需要注意的是，音乐治疗师还需建立转介机制，以便在遇到不适合音乐治疗或需要其他专业介入的情况时，能够及时转介，保障求助者的需求和权利。

二、知情同意原则

知情同意指在与来访者确立治疗关系之前，音乐治疗师有责任向来访者说明自己的专业资格、理论取向、工作经验、治疗过程、治疗的潜在风险以及保密原则及收费等，以利于来访者自由决定是否接受咨询或治疗。知情同意原则在于尊重来访者的权利，确保来访者在治疗过程中的自主性和尊严。

来访者在接受音乐治疗时有权获得关于治疗的所有必要信息，包括治疗的目的、方法、潜在的风险和益处，以及可能的替代治疗方式。音乐治疗师有责任确保来访者充分了解这些信息，且向来访者提供的信息必须完整、客观，避免对治疗效果作过分夸大的描述，而应实事求是地向来访者解释所能提供的服务范围，包括可能的益处和限制。同时，音乐治疗师需要对来访者的问题给予适当的重视，既不过度强调以致引起不必要的担忧，也不应该对重要的问题缺乏足够的关注。音乐治疗师需清晰、准确地传达信息，保证信息既全面又易于理解，以便来访者做出明智的决策。

在来访者接受全部必要信息后，有权自主决定是否接受治疗，选择哪种治疗方法，以及何时结束治疗。音乐治疗师应尊重来访者的选择和意愿，即使来访者选择拒绝或终止治疗。假设有一位成年女性来访者因为长期遭受工作压力和生活压力来寻求帮助。在初次访谈中，音乐治疗师基于对她的评估，提出了一个通过即兴演奏来探索自我和释放情感的治疗方案。然而，这位女士表示她并不太关心深入探索自我或情感释放，她更希望通过音乐治疗找到放松身心和逃避日常压力的方法。她的主要目标是通过音乐活动暂时摆脱压力，而不是深入挖掘自己的内心世界。在这种情况下，音乐治疗师应尊重她的意愿，并根据她的具体需求和目标调整治疗方案，帮助她通过音乐达到放松和摆脱压力的目的。无论是在治疗方法的选择上还是治疗是否继续的决定上，主动权永远在来访者手中。这样做有助于建立信任的治疗关系，提升治疗的有效性。

此外，只有在得到来访者书面同意的情况下，音乐治疗师才能对治疗过程进行录音、录像。

三、保密原则

保密原则对音乐治疗师的职业生涯至关重要。音乐治疗师若无法严格遵守保密原则，则可能会严重影响其职业发展。音乐治疗的服务对象往往包括各种特殊人群，他们通常不愿意个人信息被外界知晓。一旦一些敏感信息被泄露，可能会对他们造成无法挽回的伤害，甚至引发灾难性的后果。这一原则不但出现在绝大多数的职业道德条例中，而且法律有明确规定。《中华人民共和国民法典》第一百一十一条规定：自然人的个人信息受法律保护。任何组织或者个人需要获取他人个人信息的，应当依法取得并确保信息安全，不得非法收集、使用、加工、传输他人个人信息，不得非法买卖、提供或者公开他人个人信息。因此，保密原则是音乐治疗师重要的职业原则之一。

在实际操作中，维持这一原则可能并非易事。若音乐治疗师对保密性的重要性认识不足，可能会在不经意间泄露敏感信息。保密原则具体体现在以下几个方面：一是在音乐治疗过程中，音乐治疗师可能需要收集来访者的个人信息，包括但不限于背景资料、医疗病史、心理状况、家庭情况等。根据保密原则，这些信息的收集应基于来访者的知情同意。二是收集到的来访者的个人信息，音乐治疗师在使用过程中要保证信息的准确性和适当性并应避免将信息用于任何非治疗目的，包括私下讨论或用于教学研究，除非已获得来访者的知情同意。三是音乐治疗师应按照法律法规和专业伦理规范在严格保密的前提下创建、使用、保存、传递和处理来访者的相关信息。音乐治疗师应采取适当的保护措施，以确保来访者个人信息的安全。

在某些特定情况下，保密原则可以被突破。这些情况通常包括以下几种：第一，当法律明确要求披露信息时，音乐治疗师需要提供相关的治疗信息。在这种情况下，音乐治疗师应遵循法律规定，同时尽可能限制披露信息的范围。第二，音乐治疗师发现来访者可能对自己或他人造成严重伤害，需要采取必要措施预防潜在的伤害。第三，若得知来访者（尤其是未成年人或无法自我保护的成年人）遭受虐待或性侵犯，音乐治疗师有责任按照相关法律和职业准则将该情况报告给相关机构。第四，当来访者同意将保密信息发布时，音乐治疗师需确保来访者清楚地了解信息发布的具体内容、范围及可能的后果。为了确保程序的正当性，音乐治疗师最好与来访者签定到书面协议，以避免未来可能出现的误解或争议。

四、治疗关系原则

音乐治疗师应避免与来访者发展出双重关系，确保治疗关系的纯粹性和专业性。这包括避免发展任何超越专业关系的私人关系，如恋爱、友谊或商业伙伴等关系。保持单纯的治疗关系有助于确保音乐治疗师对来访者保持客观、公正的立场，同时保护来访者能够在安全的环境中敞开自己的内心世界。任何超越治疗关系的私人关系都可能干扰治疗过程，影响治疗效果，并可能损害来访者的利益。因此，在音乐治疗的实践中，音乐治疗师应始终避免与来访者发展超出专业界限的关系。例如，来访者因为在治疗过程中感到舒适和安全，开始邀请音乐治疗师参加其私人聚会，并希望与他发展友谊关系。在这种情况下，音乐治疗师应婉拒来访者的邀请，并向其解释保持专业治疗关系的重要性。

需要强调的是，在音乐治疗的过程中，音乐治疗师通常是来访者敞开心扉、信赖并分享秘密的对象。这种基于治疗角色的信任感有时会被来访者误解为是对治疗师个人的情感依恋。同时，音乐治疗师在面对来访者深层情感的展露时，可能会与其产生强烈的共鸣。在这种情况下，双方都容易产生情感反应，但这并非日常生活中的相互爱慕，而是一种特定于治疗环境和角色的错觉，即治疗中常见的移情和反移情现象。因此，音乐治疗师应妥善处理与来访者之间的关系，始终保持专业界限，以维护治疗的有效性和职业伦理。例如，《最爱女人购物狂》电影中的购物狂方芳芳和心理医生李简仁的关系就存在一些专业伦理上的问题：治疗关系与个人关系混淆。在电影中，治疗师和来访者之间的关系逐渐转变为个人情感关系。这在现实中可能会导致利益冲突，影响治疗师的客观、专业的判断。电影为了增加戏剧效果而刻意夸大或编排这些情节，但在现实的治疗实践中，遵守治疗伦理原则、维护专业界限是至关重要的。

五、专业胜任力原则

音乐治疗师必须接受严格、系统的专业培训，并通过考试取得相应的资格。未经过全面的专业训练和未获得相应资格的人士，不得自称音乐治疗师，也不得以此身份进行任何治疗、教学或相关的专业活动。音乐治疗师应限制自己的职业实践范围，仅涉足其受过充分培训且有能力胜任的领域，避免从事超出自己专业能力的工作。例如，音乐治疗师在儿童音乐治疗领域有系统的教育和实习经验，但在处理复杂的成人精神疾病方面缺乏经验和训练。在这种情况下，如果有成人来访者求助，并且其情况涉及复杂的精神健康问题，这位音乐治疗师则应识别到这超出了其当前的能力范围。合理的做法是，推荐来访者到更有经验的音乐治疗师那里，或者在资深治疗师的督导下工作。

需要注意的是，音乐治疗师不具备处方权，除非有医师的处方资格。在实践中，音乐治疗师可能与来访者建立了深厚的信任关系，但即使在这种情况下，音乐治疗师也应避免提供任何药物治疗的建议。无论音乐治疗师是否拥有相关药物知识，都应坚守职业边界和职业底线。此外，音乐治疗师应遵循职业伦理，不应为了获得更多费用，利用来访者的心理依赖增加治疗次数。

六、学术伦理原则

学术伦理原则是确保研究质量和维护被研究对象权益的关键。在音乐治疗的学术研究中，遵循伦理准则不仅是对科学真理探索的基本尊重，更是法律的要求。以下是音乐治疗学术研究中应遵守的伦理原则：一是音乐治疗师负有保护研究参与者身心健康的重要责任。在实验中及实验结束后，音乐治疗师应采取必要措施，预防实验对参与者心理、生理或认知等方面的负面影响。二是参与者应在充分了解研究性质、目的、过程、方法及可能的风险后，自愿做出是否参与实验的决定。若参与者无能力做出决定，应征得其法定监护人的同意。三是当实验需要设立对照组时，音乐治疗师应妥善关照对照组成员的健康和安全，确保研究设计不会对他们造成任何负面影响。四是参与者有权在任何时候撤回同意，退出研究，且不会因此遭受任何不利后果。五是研究结果应公正、准确地呈现，避免失真或容易被误解的描述，确保数据和结论的真实性，不得以任何方式歪曲或夸大研究发现。六是研究数据的收集、存储、分析必须严格遵循科学和伦理标准，确保数据的准确性和可靠性，以及数据在存储和分析过程中的安全性和保密性。

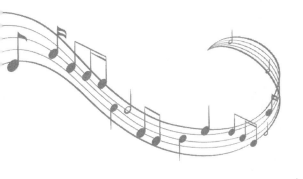

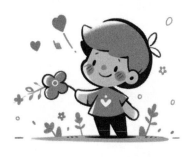

第六章　儿童的团体音乐治疗活动

本章将详细阐述 20 项具有代表性的团体音乐治疗活动。每项活动从目的、时长、所需道具、步骤、要点及扩展方式几个方面进行介绍。需要强调的是，本章中的音乐治疗活动仅作为参考，实际应用时需要根据儿童的具体条件和反应进行适当调整和修改。音乐治疗师应先综合考虑儿童的身体和心理状况，以及治疗目标，再灵活运用这些活动，以达到最佳效果。

一、活动名称——音乐中的呼叫与回应

（一）活动目的：通过音乐治疗师与儿童在音乐中的呼叫与回应交互，提升儿童的协作和沟通能力以及社交技能，增强他们的集体参与感和归属感。

（二）活动时长：15 分钟。

（三）活动所需道具：音响设备、手鼓、沙锤、沙蛋、卡巴萨、腕铃、铃鼓、蛙鸣筒、双响筒、棒棒糖鼓、高低音梆子。

（四）活动步骤

1. 音乐治疗师向儿童介绍乐器，并告知呼叫与回应的手势，儿童熟悉自己手中的乐器。

2. 播放歌曲 *Carnivalito* 一次，让儿童在音乐中熟悉呼叫与回应的手势。

3. 询问儿童是否需要更换乐器，并告知儿童渐强、减弱以及颤音的手势。

4. 带领儿童熟悉歌曲 *Seven Jumps*，告知儿童在八度的重音部分需要一起演奏，在本次演奏中，音乐治疗师可将儿童分为两组进行塑形①。

---

① 塑形，指在鼓圈活动中，不同的成员担任不同的演奏任务最终呈现出来的音响效果。例如，"男女塑形"就是按照性别将团体成员分为两组，在音乐治疗师的引导下两组成员分别演奏不同的音乐，在两组均能互不干扰完成各自的演奏任务时，塑形成功。除了可以按照性别进行塑形，还可以按照年级、穿着等进行塑形。

5. 播放歌曲 *Seven Jumps*，在歌曲播放过程中，儿童做出呼叫与回应、渐强、减弱以及颤音的手势。在本次演奏中，音乐治疗师还可以加入男女生以及不同年级的塑形。

6. 第二次播放歌曲 *Seven Jumps*，开始播放前，告知儿童各种乐器的类型（鼓类、金属类、散响类）。在本次演奏中，音乐治疗师可以加入乐器类型的塑形。

7. 最后，可以进行更丰富的塑形切换，如长短头发、不同颜色的着装、是否戴眼镜等。

（五）活动要点及拓展方式

1. 在塑形和分组活动中，注意观察儿童的反应，确保每个儿童都能积极参与。

2. 引导儿童在分组讨论中分享他们的体验和感受，促进他们之间的交流与理解。

3. 播放歌曲 *Carnivalito* 是为了让儿童快速熟悉手势，然后播放较难的歌曲 *Seven Jumps*，音乐治疗师应注意循序渐进增加难度。

4. 活动歌曲可根据具体情况进行变换。

二、活动名称——节奏引导者

（一）活动目的：通过鼓励不同儿童成为引导者，培养他们的领导力和自信心，并通过音乐表达促进社交互动，培养他们的决策能力和创造性思维。

（二）活动时长：20 分钟。

（三）活动需要道具：手鼓、沙锤、沙蛋、卡巴萨、腕铃、铃鼓、蛙鸣筒、双响筒、棒棒糖鼓、高低音梆子。

（四）活动步骤

1. 音乐治疗师将乐器放在不同座位上，告知儿童想使用哪个乐器就到对应的座位上，也就是说，乐器所在位置不能改变。

2. 儿童坐好后需要熟悉自己手中的乐器，音乐治疗师演示音量变大、音量变小、重音、颤音的手势，引导儿童猜是什么意思，并告知不同手势的不同意思。

3. 音乐治疗师使用上述四种手势引导儿童演奏。

4. 在演奏期间可加入一些塑形（如分为左右两组或整组停止时有成员保持节奏等）。

5. 在音乐治疗师的引导下完成一次演奏后，音乐治疗师鼓励儿童作为引导者进行引导。

6. 每个儿童分别作为引导者进行引导，其他儿童配合完成演奏。

（五）活动要点及拓展方式

1. 引导手势应简洁明了，容易理解。

2. 在切换引导者的过程中，确保其他儿童能跟随新引导者的节奏和指示，完成一次完整的演奏，全部完成后，对每个儿童在不同角色下的表现进行评价。

3. 鼓励儿童在演奏过程中尝试交换乐器，以促进彼此间的交流和理解。

三、活动名称——我们一起来演奏

（一）活动目的：

通过音乐合奏的方式，增进儿童之间的交流，同时加深他们对音乐节奏和种类的理解，增强他们对音乐的敏感度。

（二）活动时长：15 分钟。

（三）活动所需道具：吉他、音响设备、手鼓、棒棒糖鼓、邦戈鼓、沙锤、双响筒、蛙鸣筒。

（四）活动步骤

1. 音乐治疗师先简单介绍要使用的歌曲《小美满》，并播放一小段，让儿童熟悉歌曲。

2. 介绍将要使用的乐器，并对乐器进行分类（鼓类、散响类、木制类）。

3. 讲解规则，音乐治疗师的右腿跺一下代表鼓类乐器演奏一次，左手抬起代表木制类乐器演奏一次，右手抬起代表散响类乐器演奏一次。

4. 带领儿童熟悉手里的乐器，并在无背景音乐的环境下引导儿童进行合奏。

5. 播放歌曲《小美满》，引导儿童进行乐器合奏（音乐治疗师根据歌曲的节奏、旋律等发出指示）。

6. 交换乐器，并担任自己手中乐器所属种类乐器的引导者（若儿童手上拿的乐器为沙锤，则该儿童为散响类乐器的引导者），引导儿童完成乐器合奏。

（五）活动要点及拓展方式

1. 儿童在担任引导者的过程中，需要确保其他儿童能有效跟随其引导，完成一次演奏后，对每个儿童在不同角色的表现进行评价。

2. 尝试引入儿童熟悉的其他歌曲，以增加活动的多样性和趣味性。

四、活动名称——"我"的自画像

（一）活动目的：加深儿童的自我认知，帮助儿童了解他们自己的个性、兴趣和能力，培养他们的自尊心和自信心，以促使他们在面对困难和挫折时，能够保持积极、乐观及坚忍的态度。

（二）活动时长：20分钟。

（三）活动所需道具：蜡笔、画纸、音响设备。

（四）活动步骤

1. 音乐治疗师引导儿童看一看他们今天穿了什么样的衣服，发型是什么样的，是不是自己喜欢的……

2. 分组讨论：①依次分享自己喜欢什么颜色、什么样的打扮与穿着？②认为自己是什么样的人？最喜欢干什么？做什么最拿手？③相互分享对方的优点有哪些？分享时，音乐治疗师需要引导每一个儿童认识到他们自己最喜欢的、最棒的部分，对他们自己有一个准确的认知及定位。

3. 讨论完毕后，聆听音乐，在心中想象自己的形象（自己的自画像），并用蜡笔在准备好的画纸上画出自己的画像。

4. 绘画完毕，依次分享自己画的内容，音乐治疗师鼓励儿童自我肯定。

（五）活动要点及拓展方式

1. 避免儿童在绘画过程中误食蜡笔或将颜色蹭到衣服、皮肤上；避免画纸割伤手指。

2. 准备多首歌曲，以便营造不同的氛围，可挑选合适歌曲交替使用。

五、活动名称——共同的旅行

（一）活动目的：鼓励儿童通过绘画等创造性活动表达自己。这不仅有助于情感释放，还能促进儿童的心理发展和个人表达能力的提升。在集体绘画的过程中，儿童之间相互合作，可以培养他们的协作能力。

（二）活动时长：20 分钟。

（三）活动所需道具：蜡笔、画纸、音乐、音响设备。

（四）活动步骤

1. 介绍本次绘画的主题"共同的旅行"，并提出问题：如果大家一起出去玩，会选择什么地方，以及想象玩的场景。

2. 播放音乐，引导儿童展开想象，想象大家一块出去玩的场景，并环顾四周观察这是在哪里。

3. 想象完成后，所有儿童都在一张大纸上画画，并可以在画画过程中调换位置，在不同区域作画。

4. 所有儿童都完成绘画后，音乐停止，共同分享绘画内容，以及此时此刻的心情。

（五）活动要点及拓展方式

1. 避免儿童在绘画过程中误食画笔或将颜色蹭到衣服、皮肤上，需要提前准备湿巾；避免画纸割伤手指。

2. 准备多首歌曲，以便营造不同的氛围，可挑选合适歌曲交替使用。

3. 所有儿童在一张大画纸上绘画时，需要避免身体碰撞，注意秩序与安全。

4. 变换绘画主题，如变换为森林音乐会、海底世界等。

六、活动名称——你来演奏我来猜

（一）活动目的：通过即兴演奏和故事创作，鼓励儿童自由表达自己的情感和想法，增强儿童的团队合作能力、个人表达能力，同时培养他们的创造力。

（二）活动时长：25 分钟。

（三）活动所需道具：海浪鼓、钟琴、木琴、手鼓、雨声筒、碰铃、蛙鸣筒、沙锤、棒铃等。

（四）活动步骤

1. 首先将儿童分为两组，然后告知他们本次活动会用到很多种乐器，每组使用这些乐器创编一个故事，并演奏出故事内容让另一个组猜。

2. 每组根据讨论的主题进行故事创作，挑选合适的乐器表达故事。每组有 5 ～ 8 分钟的讨论和创作时间。

3. 两组轮流表演自己的故事，演奏结束后，分享演奏的内容和表达方式，并解释为什么选择这种表达方式。

（五）活动要点及拓展方式

1. 需要注意安全问题，对较重的乐器，确保在使用和移动时不碰撞、不掉落，避免砸伤儿童。

2. 即兴演奏的故事的主题可以根据不同场景和教育目的进行调整，以增加活动的趣味性。

七、活动名称——找国王

（一）活动目的：通过让儿童在音乐游戏中进行角色扮演，提升他们的团队合作能力、决策能力、问题解决能力以及判断能力。

（二）活动时长：15 分钟。

（三）活动所需道具：音响设备。

（四）活动步骤

1. 音乐治疗师引导儿童围成圆圈，共同投票选出一名"刺客"。

2. "刺客"离开圈内，以避免看到圈内的情况，圈内剩余成员推选出一名"国王"。

3. 选定好"国王"后，"刺客"返回圈内，站在圈中央。

4. 音乐治疗师播放歌曲 *Bitty Boppy Betty*，"国王"跟着音乐节奏律动，"刺客"以外的儿童学习"国王"的动作，为了保护"国王"不被"刺客"发现，要快速机敏地做"国王"的动作。

5. "刺客"要在这期间找出真正的"国王"，"刺客"有 3 次机会向音乐治疗师说出自己的猜测结果，若机会耗尽或者提前发现"国王"，游戏结束。

（五）活动要点及拓展方式

1. 音乐治疗师要确保每个儿童彻底理解游戏规则。

2. 音乐治疗师要尊重儿童想当"刺客"或是"国王"的意愿。

3. 若儿童多可以选出多名"刺客"。

八、活动名称——找戒指

（一）活动目的：儿童通过寻找戒指的过程，提升他们的决策能力、问题解决能力；儿童使用乐器协助他人寻找戒指，有利于增强他们的规则意识，增加他们的亲社会行为。

（二）活动时长：15分钟。

（三）活动所需道具：棒铃、沙锤、手鼓、戒指（或类似大小的玩具）、抽签盒、签条。

（四）活动步骤

1. 音乐治疗师向儿童介绍乐器并分发乐器。

2. 音乐治疗师通过询问的方式选出一名找戒指和一名藏戒指的人（若没有人主动参与便采取抽签的形式）。

3. 当藏戒指的人开始藏戒指，找戒指的人需要闭眼，音乐治疗师提示其他人记住戒指所藏的位置。

4. 待戒指藏好后，其他人根据找戒指的人与戒指的距离来演奏乐器，距离越远声音越大，距离越近则声音越小。找戒指的人需要根据乐器演奏声音的大小，判断出戒指的位置。

5. 在找到戒指后，第一轮活动结束（如超过3分钟还未找出戒指，由音乐治疗师公布结果并给予正向强化）。

6. 在选出新的成员藏戒指与找戒指后，开始新一轮的活动。

（五）活动要点及拓展方式

1. 戒指的隐藏范围为整个活动室。

2. 需要确保其他人知道戒指藏的位置。

3. 音乐治疗师应多关注找戒指及藏戒指人的状态，增强他们的自信心。

4. 音乐治疗师需要提示，戒指不可以藏在其他人身上或过于隐蔽的地方。

九、活动名称——卡农与 *New Boy*

（一）活动目的：音乐治疗师引导儿童合奏，儿童根据指令达到提高注意力和增强规则意识的目的。

（二）活动时长：20分钟。

（三）活动所需道具：甩琴、音砖、卡农的数字谱、*New Boy* 的数字谱。

（四）活动步骤

1. 向儿童介绍乐器，每个儿童拿一对甩琴或一对音砖，数字对应的乐器音高分别为：3—E、2—D、1—C、7—B、6—A、5—G。

2. 先展示卡农的数字谱，儿童根据谱子进行第一遍慢速演奏，然后跟随音乐治疗师的吉他伴奏和提示进行第二遍和第三遍演奏，直到儿童熟练掌握后结束演奏。

3. 随后，音乐治疗师播放一遍歌曲 *New Boy*，然后带领全体儿童演唱一遍。

4. 儿童根据数字谱演奏，同时音乐治疗师用吉他伴奏进行乐器合奏，并加入演唱。

5. 儿童相互交换乐器后，根据数字谱演奏，音乐治疗师用吉他伴奏进行乐器合奏，然后加入演唱。

（五）活动要点及拓展方式

1. 音乐治疗师做出明确指示，帮助儿童演奏对应数字的音。

2. 确保每个儿童能够掌握甩琴的演奏方式。

3. 可以改编其中一小段，然后演奏并演唱改编后的歌曲。

附数字谱：

卡农的数字谱

3　2　│　1　7　│　6　5　│　6　7

New Boy 的数字谱

3 **2**	**3**	**6**	**5** **6** **7**
是的我看见到处是阳光，快乐在城市上空飘扬，新世界来得像梦一样，让我暖洋洋.

3 **2**	**1** **7**	**6** **5**	**6** **7**
你的老怀表还在转吗，你的旧皮鞋还能穿吗，这儿有一支未来牌香烟，你不想尝尝吗？

32	**1** **7**	**6** **5**	**6** **7**
明天一早，我猜阳光会好，我要把自己打扫，把破旧的全都卖掉。

32	**1** **7**	**6** **5**	
哦～这样多好，快来吧，奔腾电脑，就让它们来代替我思考。

3 **2**	**1** **7**	**6** **5**	**6** **7**
穿新衣吧，剪新发型呀，轻松一下，windows98，打扮漂亮，18岁是天堂，我们的生活甜得像糖。

3 **2**	**1** **7**	**6** **5**	**6** **7**
穿新衣吧，剪新发型呀，轻松一下，windows98，以后的路，不再会有痛苦，我们的未来该有多酷

十、活动名称——小火车

（一）活动目的：通过在音乐中寻找其他儿童，培养儿童的社交技能。

（二）活动时长：15分钟。

（三）活动所需道具：音响设备、火车笛、鼓。

（四）活动步骤

1. 助理音乐治疗师坐在鼓前，儿童在活动室内分散开，并选出一名"火车头"（先提问是否有人主动扮演"火车头"，如果没有可以抽签分配）。

2. 主音乐治疗师播放歌曲 *oops*，儿童跟随音乐律动随意走动，"火车头"跟随音乐吹奏火车笛。

3.主音乐治疗师暂停音乐，所有人站在原地不动，助理音乐治疗师敲击鼓几声，"火车头"就走几步，直到拍到其他人的肩部，被拍到的人需要将手搭在"火车头"的肩部，或者前面人的肩部，跟随火车头一起行动。大家跟着音乐节奏一起律动，主音乐治疗师可以统一口令，如"左右左"行走，"火车头"此时可以吹奏火车笛。

4、主音乐治疗师继续播放音乐，重复上述操作，待所有人成为一列"小火车"活动即可停止。

（五）活动要点及拓展方式

1.活动过程中要注意儿童的动作幅度，避免动作幅度过大产生撞击。

2.可以多增加几个"火车头"，跟随音乐一起行动，最后慢慢合并成一列"火车"。

3.准备多个火车笛，注意火车笛的清洁与消毒。

十一、活动名称——沙蛋传递

（一）活动目的：通过在音乐中传递沙蛋的方式，促使儿童了解他们的情感，然后通过绘画的方式表达情感，提升社交能力。

（二）活动时长：15分钟。

（三）活动所需道具：沙蛋、2个水果沙蛋、音响设备、4k白纸、36色蜡笔。

（四）活动步骤

1.音乐治疗师向儿童介绍乐器。

2.儿童围圈坐下后，音乐治疗师给他们分发沙蛋。

3.音乐治疗师开始教儿童传递沙蛋的第一组动作：①数"1"的时候，拿沙蛋的右手将沙蛋放在左手掌心；②数"2"的时候，右手拿起沙蛋放在右边人的左手上。按照以上顺序不断重复。

4. 治疗师播放歌曲 *Mood*，然后按照节奏喊"1""2"，儿童开始传递沙蛋。

5. 将两个相隔较远的儿童手中的沙蛋换成水果沙蛋，并告知他们，当音乐暂停时，他们要到圈中心的白纸上用蜡笔画出此时此刻的心情。

6. 音乐治疗师再次播放音乐，按照步骤 5 的方法不断暂停、播放，待所有儿童均在白纸上绘画后，活动结束。

（五）活动要点及拓展方式

1. 音乐治疗师要发出明确的指令，更换传递方向之前要提前告知。

2. 所有儿童绘画完成后，音乐治疗师可以进行适当引导，让儿童分享他们的心情。

3. 待儿童熟练了这些动作后，可以带领他们进行第二组比较复杂的动作。例如，①数"1"的时候，拿沙蛋的右手将沙蛋放在左手掌心；②数"2"的时候，将沙蛋举至左肩；③数"3"的时候，将沙蛋举至右肩；④数"4"的时候，将沙蛋放在右边人的左手上。

十二、活动名称——面对困难

（一）活动目的：聆听并分析歌曲《左手右手》，讨论其背后的故事，引导儿童培养面对困难和挫折时的勇气和坚持。

（二）活动时长：20 分钟。

（三）活动所需道具：歌词单、音响设备、彩色记号笔。

（四）活动步骤

1. 音乐治疗师分发带有歌词的纸张，并引导儿童聆听歌曲《左手右手》。

2. 歌曲播放结束后，音乐治疗师询问儿童是否了解这首歌的背景，如果不知道，则补充说明：这首歌是《喜羊羊与灰太狼之虎虎生威》电影中的插曲，曾激励角色们在被困矿洞时振作精神。随后，邀请儿童分享他们在生活中遇到的困难。

3. 再次播放歌曲，鼓励儿童在歌词中找到鼓舞人心的部分，并用彩色记号笔进行标记。

4. 歌曲播放完毕后，邀请儿童分享他们标记的歌词，并讨论这些歌词如何激励他们克服困难。

5. 讨论结束后，指导儿童通过动作表达勇气和决心：每当歌曲播放到他们标记的歌词部分，让他们伸出左手和右手做出胜利的手势。

6. 最后一次播放歌曲时，儿童跟随音乐一起做出动作，增强战胜困难的信念。

（五）活动要点及拓展方式

1. 确保所有儿童能够理解歌词。对较小的儿童，在歌词单上标注拼音，帮助他们更好地跟随。

2. 最后的动作可以转化为律动活动，帮助儿童通过肢体动作增强他们的勇气。

十三、活动名称——校园旋律

（一）活动目的：通过填写歌词的方式，促使儿童深入感受校园生活的美好和朋友间的友谊，激发他们对校园美好时光的回忆和理解。

（二）活动时长：20分钟。

（三）活动所需道具：吉他、音响设备、改编的歌词谱（大尺寸）、单独的改编歌词谱（小尺寸）。

（四）活动步骤

1. 音乐治疗师播放歌曲《你笑起来真好看》，让儿童聆听并感受歌曲传达的情绪。

2. 向儿童说明今天带来的是《你笑起来真好看》的改编歌词，其中的一些空白需要大家一起填写。随后，将大尺寸歌词粘贴至白板，并给儿童分发小尺寸歌词和签字笔。

3. 鼓励儿童回想校园中的美好场景和活动，如操场的树荫、图书馆的静谧等，并让儿童在小尺寸歌词上填写前四个空（"想去 ＿＿＿＿"至"喜欢 ＿＿＿＿"）。填写结束后，邀请4~6个儿童分享他们填写的内容，并进行演唱。

4. 演唱结束后，带领儿童讨论参与这个活动的感受，引导他们填写后续歌词。副歌部分歌词填写在大尺寸歌词上，如果儿童分享内容过多，可以在空白处进行补充。

5. 带领儿童从头开始演唱，前四个空演唱自己所填写的内容，副歌部分一起演唱。

6. 儿童一起为这首改编的《你笑起来真好看》起一个全新的名字，并将新歌名填写在各自的小尺寸歌词上。

（五）活动要点及拓展方式

1. 在引导儿童填词的过程中，着重帮助他们引发对校园美好生活的积极回忆。

2. 对难以自行填词的儿童，准备一些常见的校园场所和活动的词汇列表，展示在黑板上供他们参考。

3. 根据需要，可以调整填词主题，如将主题扩展到外出旅行的心情或想要旅行的地点等。

附歌词谱：

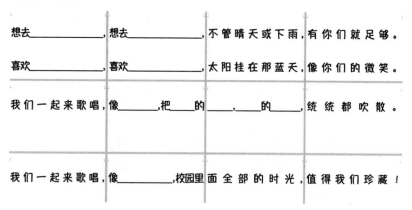

十四、活动名称——聆听盲行

（一）活动目的：通过团队成员之间的默契配合以及乐器的帮助，增强儿童的领导力和责任感。

（二）活动时长：15分钟。

（三）活动所需道具：蛙鸣筒、木鸟、棒棒糖鼓、沙蛋、丝巾。

（四）活动步骤

1. 音乐治疗师随机将儿童组合成两两一组，并介绍活动规则。

2. 两名成员中，一名成员为"盲行者"，另一名成员为"引导者"。"引导者"不能使用语言或者动作与"盲行者"交流，只能通过敲击乐器声音的大小、演奏的快慢等，引导眼睛上蒙着丝巾的"盲行者"完成相应路线和任务（拿到指定地点的乐器）。

3. 给予时间让每组成员自行讨论各自的引导方式、演奏暗号等。完成一轮盲行任务后，再给予时间让每组成员进行讨论和调整，随后互换角色，再进行一轮。

4. 邀请每组成员分享他们在活动中作为"引导者"或者"盲行者"的感受。

（五）活动要点及拓展方式

1. 清理路线上的障碍物，以保证儿童的安全。

2. 音乐治疗师在活动过程中要时刻注意儿童的情况，保证活动安全进行。

3. 在"盲行者"行走的过程中，音乐治疗师可以加入不同的乐器声音进行干扰，加大难度。

十五、活动名称——音乐情景演绎

（一）活动目的：通过在音乐演绎中锻炼儿童的社交技能，提升他们参与集体活动的能力。

（二）活动时长：15 分钟。

（三）活动所需道具：雨声筒、雷声筒、小镲、铃鼓、金杯鼓、海浪鼓、空灵鼓、高低音梆子、棒铃、蛙鸣筒、手鼓、响板、沙锤、牛铃。

（四）活动步骤

1. 音乐治疗师向儿童介绍乐器，并告知他们接下来将用这些乐器演绎一个音乐场景。

2. 音乐治疗师将儿童分为两组，并向每组成员展示四个场景，分别为"森林""池塘""海洋""草原"，让每一组选择一个场景。

3. 选择完毕后，两组成员选择乐器，然后进行小组内部的讨论，围绕场景使用乐器讲述一个故事。故事内容要包括起因、经过、结果。

4. 待两组讨论完毕，一组演绎，另一组观察。演绎结束后，观察的一组开始猜测演绎组的内容，猜测完后，演绎组公布所演绎的具体内容。

（五）活动要点及拓展方式

1. 音乐治疗师可以在学生开展小组讨论的时候适时加入，调节组内氛围。

2. 音乐治疗师可以指导儿童进行演绎的续写。

十六、活动名称——演唱歌曲《破茧》

（一）活动目的：通过分组演唱，促使儿童学习如何协作，如何通过演唱与乐器的结合来增强音乐表达。

（二）活动时长：15 分钟。

（三）活动所需道具：音响设备、吉他、沙锤、手鼓。

（四）活动步骤

1. 使用音响设备播放歌曲《破茧》。

2. 音乐治疗师询问儿童是否熟悉这首歌，并介绍歌曲的背景。

3. 音乐治疗师使用吉他伴奏，带领儿童共同演唱一遍全曲。

4. 儿童依次报数"1""2"，报"1"的成员为蓝色组，报"2"的成员为红色组。随后，音乐治疗师引导两组分别演唱各自的部分。

5. 将男生和女生分为两组，音乐治疗师分别带领男生组和女生组演唱各自的部分。

6. 在副歌部分引入沙锤和手鼓。持沙锤的儿童组成"沙锤组"，持手鼓的儿童组成"手鼓组"。音乐治疗师指导他们在演唱前敲响手中的乐器，并带领各组成员演唱及演奏。

7. 开始分组演唱，音乐治疗师将控制演唱的速度，同时通过手势和语言指导他们进行分组演唱。

（五）活动要点及拓展方式

1. 在分组时，确保两组的人数相等。

2. 如果有助理音乐治疗师，可在第二次演唱时由助理音乐治疗师使用非洲鼓进行伴奏，调节音乐氛围。

附谱例：

如果在噩梦中睁眼	直面着残忍的世界	风拨动了谁的心弦	留恋却来不及告别
如果结局仅剩惨烈	无惧在逆风中破茧	就算那羽翼被撕裂	重回到十九层深渊
牵你手 往前走	黑夜白昼 不停留	辗 转 时 空	
会挫伤 会心痛	依然奋勇 去战斗	才 叫 英 雄	
抬头 乱与战不休	回首 你在我左右	击溃 命运的诅咒	让 故 事 不 朽
武魂 在放肆狂涌	守护 你一腔孤勇	哪怕 未来如洪流	也 不 曾 退 后

十七、活动名称——《勇气大爆发》乐器合奏

（一）活动目的：通过使用不同乐器进行合奏，促使儿童更好地参与集体活动，培养他们的协作能力。

（二）活动时长：15 分钟。

（三）活动所需道具：吉他、音响设备、沙锤、手鼓。

（四）活动步骤

1. 音乐治疗师先简单介绍歌曲，并播放一小段，让儿童熟悉一下。

2. 介绍将要使用的乐器：沙锤、手鼓等。

3. 告知儿童：谱子上的"圆圈"为沙锤演奏部分，"三角"为手鼓演奏部分，"五角星"为共同演奏部分。

4. 先带领儿童熟悉手里的乐器，并引导进行合奏。

5. 播放歌曲《勇气大爆发》，引导儿童哼唱一遍。

6. 弹奏吉他，引导儿童进行乐器合奏。

7. 第二遍弹奏吉他，儿童交换乐器进行演奏，并加入共同演奏部分。

（五）活动要点及拓展方式

1. 关注儿童的情绪状态，音乐治疗师可加入非洲鼓参与乐器合奏。

2. 可按照此模式选择其他适合儿童的歌曲。

附谱例：

● 心里种下一颗种子	▲ 哒 啦 滴 哒 啦	★	● 它能实现小小愿望	▲ 有 神 奇 魔 法	★
▲ 听说每个小孩都想要	▲ 得到它,准备好啦哦呦	★	● 一 起 探 索 吧	★	
● 这颗种子在我心里	▲ 快 要 发 芽 啦	★	● 每天我都为了它	▲ 而 更 加 努 力 呀	★
▲ 爸爸妈妈说每个	● 梦 想 都 伟 大	★	▲ 兄弟姐妹一起冲呀	● Okgo 来 吧 来 吧	★
● Okgo 来 吧 来 吧	▲ 要坚定我们此刻的想法	★	● Okgo 来 吧 来 吧	● Okgo 来 吧 来 吧	★
勇 气 大 爆 发	Okgo 来 吧 来 吧		Okgo 来 吧 来 吧	▲ 要迈出自己大大的步伐	★
● Okgo 来 吧 来 吧	▲ Okgo 来 吧 来 吧	★	别 再 拖 拖 拉 拉	★	太 阳 就 要 下 山 啦

十八、活动名称——打个招呼吧

（一）活动目的：在音乐治疗师的带领下，儿童通过歌曲演唱依次介绍自己，从而提升他们的表达能力。

（二）活动时长：15 分钟。

（三）活动所需道具：吉他，变调夹。

（四）活动步骤

1. 音乐治疗师带领儿童哼唱两遍歌曲《打招呼》，熟悉旋律。

2. 熟悉过后，音乐治疗师先做出示范，在演唱中介绍自己的姓名、爱好。

3. 音乐治疗师向儿童发出邀请，在演唱中进行接龙。

4. 在每一个儿童都唱过后，音乐治疗师开始伴随歌曲随机问及儿童"喜欢的食物""喜欢的颜色"等，被提问的儿童需要结合歌曲的旋律和节奏回答。

5. 几轮过后，音乐治疗师带领所有儿童一起哼唱，并提示相互挥手问好。

（五）活动要点及拓展方式

1. 音乐治疗师要注意歌曲的演唱速度，保证儿童容易演唱。

2. 若有儿童出于各种原因不愿意唱，可以哼唱。

3. 在随机的问问题环节，可以给儿童更多的时间去组织答案，对音准和节奏不做要求，同时要有适当的眼神交流。

十九、活动名称——喜欢的食物

（一）活动目的：通过让儿童填写并唱出自己喜欢的食物，并与音乐治疗师及其他儿童进行音乐互动，提升儿童的自我表达能力和倾听他人表达的能力。

（二）活动时长：20 分钟。

（三）活动所需道具：吉他、《幸福拍手歌》。

（四）活动步骤

1. 音乐治疗师带领全体儿童一起唱《幸福拍手歌》，并引导大家跟随音乐拍手，以活跃团队氛围，为后续互动做准备。

2. 音乐治疗师接着弹唱一遍改编后的旋律和歌词，并进行填词、互动和分享的示范。

3. 音乐治疗师引导儿童思考他们喜欢的食物和想要表达的互动动作，组织好语言后，轮流演唱和分享。

4. 音乐治疗师带领儿童逐一演唱填词，讨论分享，并引导儿童根据填词进行演唱和互动。

5. 音乐治疗师引导儿童根据歌曲主题分享当日将要吃的食物，并鼓励他们参与讨论。

歌词：

请问你最喜欢什么食物

我最喜欢的食物是 ___ （个人填喜欢的食物）

如果大家和他一样都喜欢 ___ （跟上句所填食物一样）

那就跟他一起 ___ 吧（填互动的动作）

（五）活动要点及拓展方式

1. 音乐治疗师应引导儿童思考并分享他们喜欢的食物，且重点在于如何与他人分享这一喜好。对于喜欢相同食物的儿童，可以引导他们进行更深入的讨论。

2. 如果儿童难以想到要说的内容，可以重复喜欢的食物，并分享喜欢它的原因。若儿童不确定如何进行互动，音乐治疗师可以提供动作建议。

3. 填词主题可根据需要进行调整。例如，除了喜欢的食物，还可以用喜欢的玩具、水果等其他主题进行讨论和互动。

二十、活动名称——《小兔子们的舞会》

（一）活动目的：通过团体律动的方式，促使儿童在团体内感受到愉悦和放松，体会到与朋友在一起活动的快乐，从而鼓励他们积极参与和更好地适应团体活动。

（二）活动时长：20分钟。

（三）活动所需道具：多个腕铃、1个火车笛、歌曲《兔子舞》。

（四）活动步骤

1. 播放歌曲，音乐治疗师示范动作一（左拍手、左拍手、右拍手、右拍手、伸手、收手、跳跳跳）。

2. 儿童学习动作一后，在音乐治疗师的引导下跟随音乐律动，有旋律的地方大家一起绕着圈走。

3. 再次播放歌曲，音乐治疗师教动作二（踢左脚、踢左脚、跳跳跳，踢右脚、踢右脚、跳跳跳），然后让儿童加入动作一，大家一起跟着音乐律动。

4. 第三遍播放歌曲，同时大家前后俩俩面对面，音乐治疗师教动作三（左手拍右手、左手拍右手、右手拍左手、右手拍左手，反复一遍后，一边抬腿踩脚一边双手举高画圆圈、手拉手、跳跳跳）；然后让儿童加入动作一和动作二，大家一起跟着音乐律动

5. 第四遍播放歌曲，儿童掌握全部动作后，在音乐治疗师的引导下跟随音乐律动。

歌词	动作
前奏	音乐治疗师引导儿童简单热身
① Left left right right ② Go turn around ③ Go go go	音乐治疗师示范动作一： ①自己拍手2次，和两边的儿童击掌2次 ②伸手，收手，交叉放在胸前 ③双手叉腰原地跳3次

续　表

歌词	动作
无歌词的音乐部分	音乐治疗师继续示范动作一 儿童在音乐节奏中学习动作一
④ Jumping grooving dancing everybody ⑤ Rooling moving ⑥ singing night and day	音乐治疗师示范动作二： ①左腿伸出 2 次，右腿伸出 2 次 ②左腿伸出 1 次，右腿伸出 1 次 ③原地跳 3 次
Let's fun fun together Let's play the penguin's games Smacking beating clapping all together Rocking bumping screaming all night long Let's go everybody And play again this song	音乐治疗师继续示范动作一 儿童在音乐节奏中学习动作一
Left left right right Go turn around Go go go Left left right right Go turn around Go go go	音乐治疗师引导儿童随机进行动作一或者动作二的律动
无歌词的音乐部分	音乐治疗师引导儿童将手搭在前一个人的肩膀上，大家围成圈跟着节奏走
Let's fun fun together Let's play the penguin's games Smacking beating clapping all together Rocking bumping screaming all night long Let's go everybody And play again this song	音乐治疗师引导儿童随机进行动作一或者动作二的律动

歌词	动作
无歌词的音乐部分	音乐治疗师引导儿童在音乐中将手搭在前一个人的肩膀上，大家围成圈跟着节奏走
音乐停	停止律动

（五）活动要点及拓展方式

1. 腕铃的分发时间可以根据儿童的年龄大小以及情绪状况进行调整，判断标准是腕铃的存在是否能起到推动活动进程和促进活动目标达成的效果。

2. 腕铃是金属物品，在活动开始前要告诉儿童不要将其放入口中，避免出现危险。

3. 在互动的地方，前面是一段反复两遍的动作，如果儿童年龄较小且比较活泼，可以把动作改成一边双肩扭动一边左右扭动屁股和大腿，一个人往前扭，另一个人往后扭。

4. 火车笛可以改成卡祖笛或者小喇叭之类的其他有趣的乐器。

参考文献

[1] 《中国百科大辞典》编委会.中国百科大辞典 [M].北京：华夏出版社，1990.

[2] 阿尔文.音乐治疗 [M].高天，黄欣，编译.上海：上海音乐出版社，1989.

[3] 班杜拉.思想和行动的社会基础：社会认知论 [M].林颖，王小明，胡谊，等，译.上海：华东师范大学出版社，2018.

[4] 柏拉图.理想国 [M].郭斌和，张竹明，译.北京：商务印书馆，2015.

[5] 布雷姆，米勒，珀尔曼，等.亲密关系 [M].郭辉，肖斌，刘煜，译.3 版.北京：人民邮电出版社，2005.

[6] 车文博.心理咨询大百科全书 [M].杭州：浙江科学技术出版社，2001.

[7] 陈会昌.儿童社会性发展的特点、影响因素及其测量：《中国 3~9 岁儿童的社会性发展》课题总报告 [J].心理发展与教育，1994（4）：1-17.

[8] 陈文，郑淮.儿童社会性发展的心理学观 [J].现代教育论丛，2002（4）：25-29.

[9] 陈仲武.中国医学百科全书：康复医学 [M].上海：上海科学技术出版社，1988.

[10] 高天.音乐治疗导论（修订版）[M].北京：世界图书出版社，2008.

[11] 高玉祥.健全人格及其塑造 [M].北京：北京师范大学出版社，1997.

[12] 郭伯良，王燕，张雷.班级环境变量对儿童社会行为与学校适应间关系的影响 [J]. 心理学报，2005（2）：233-239.

[13] 何化均，卢廷柱.音乐疗法 [M].北京：科学普及出版社，1995.

[14] 李天燕.家庭教育学 [M].上海：复旦大学出版社，2014.

[15] 苗力田.亚里士多德全集：第 8 卷 [M].北京：中国人民大学出版社，1994.

[16] 彭克宏.社会科学大词典 [M].北京：中国国际广播出版社，1989.

[17] 普凯元.音乐治疗 [M].北京：人民音乐出版社，1994.

[18] 桑标.儿童心理发展学 [M].北京：高等教育出版社，2009.

[19] 史密斯，佩蒂.音乐治疗 [M].梅晓菁，缪青，柳岚心，译.北京：中国轻工业出版社，2010.

[20] 万瑛.团体音乐治疗 [M].重庆：重庆大学出版社，2021.

[21] 谢弗.社会性与人格发展 [M].陈会昌等，译，北京：人民邮电出版社，2012.

[22] 颜世富.成功心理训练 [M].上海：上海三联书店，2001.

[23] 俞国良，辛自强.社会性发展心理学 [M].合肥：安徽教育出版社，2004.

[24] 张鸿懿.音乐治疗学基础 [M].北京：中国电子音像出版社，2000.

[25] 张刃.音乐治疗 [M].北京：机械工业出版社，2016.

[26] 张文新.儿童社会性发展 [M].北京：北京师范大学出版社，1999.

[27] 张勇.音乐治疗学 [M].武汉：湖北科学技术出版社，2010.

[28] 中国大百科全书出版社编辑部.中国大百科全书：音乐舞蹈 [M].北京：中国大百科全书出版社，1989.

[29] ABOUD F E, SKERRY S A. Self and ethnic concepts in relation to ethnic constancy[J]. Canadian Journal of Behavioural Science，1983，15（1）：14-26.

[30] AESOON M. A study of sociality and self-esteem of children from families

with structural defects[D]. Seogwipo : Tamna University, 2006.

[31] BAGWELL C L, SCHMIDT C L. Friendships in childhood and adolescence[M]. New York : The Guilford Press, 2011.

[32] BAILEY L M. The effects of live music versus tape-recorded music on hospitalized cancer patients[J]. Music Therapy, 1983, 3 (1): 17−28.

[33] BAUMEISTER R F, CAMPBELL J D, KRUEGER J I, et al. Does high self-esteem cause better performance, interpersonal success, happiness, or healthier lifestyles?[J]. Psychological Science in the Public Interest, 2003, 4 (1): 1−44.

[34] BAVELAS J B, CHOVIL N, COATES L, et al. Gestures specialized for dialogue[J]. Personality and Social Psychology Bulletin, 1995, 21 (4): 394−405.

[35] BERK L. Child development[M]. Boston : Pearson, 2013.

[36] BLUMER G A. Music in its relation to the mind[J]. American Journal of Insanity, 1892, 48 (3) : 350−364.

[37] BORCZON R M. Music therapy: a fieldwork primer[M]. Pennsylvania: Barcelona Publishers, 2004.

[38] BOXBERGER R. A historical study of the national association for music therapy[M]. Lawrence: University of Kansas Press, 1963.

[39] BROOKS H B. The role of music in a community drug abuse prevention program[J]. Journal of Music Therapy, 1973, 10 (1): 3−6.

[40] BRUSCIA K E. Defining music therapy[M]. 2nd ed. Gilsum: Barcelona Publishers, 1998.

[41] BRUSCIA K E. Defining music therapy [M]. 3rd ed. Pennsylvania: Barcelona Publishers, 2014.

[42] DARROW A A, Heller G N. Early advocates of music education for the hearing impaired : William Wolcott Turner and David Ely Bartlett[J].

Journal of Research in Music Education，1985, 33（4）: 269-279.

[43] DAVIS W B. Music therapy in 19th century America[J]. Journal of Music Therapy，1987, 24（2）: 76-87.

[44] DAVIS W B. Keeping the dream alive: profiles of three early twentieth century music therapists[J]. Journal of Music Therapy，1993, 30（1）: 34-45.

[45] DAVIS W B. An instruction course in the use and practice of musical therapy: the first handbook of music therapy clinical practice[J]. Journal of Music Therapy，1996, 33（1）: 34-46.

[46] DAVIS W B. The first systematic experimentation in music therapy: the genius of James Leonard Corning[J]. Journal of Music Therapy，2012, 49（1）: 102-117.

[47] DILEO M C. Music therapy: International perspectives[M]. Pipersville: Jeffrey Books，1993.

[48] DOHERTY-SNEDDON G. Children's unspoken language[M]. New York: Jessica Kingsley Publishers，2004.

[49] Ekman P. Emotions revealed[M]. 2nd ed. New York: Owl Books，2007.

[50] EPSTEIN A S. Me，you，us: social-emotional learning in preschool[M]. Ypsilanti: HighScope Press，2009.

[51] GASTON E T. Music in therapy[M]. New York: Macmillan Publishing，1968.

[52] GAZDA G M，BALZER F，CHILDERS W，et al. Human relations development: a manual for educators [M]. 7th ed. Boston: Allyn and Bacon，2006.

[53] GOFFIN S G. How well do we respect the children in our care?[J]. Childhood Education，1989, 66（2）: 68-74.

[54] HARTER S. The construction of the self: developmental and sociocultural

foundations[M]. New York : The Guilford Press, 2012.

[55] HORDEN P. Music as medicine : the history of music therapy since antiquity[M]. Aldershot : Ashgate, 2000.

[56] KONTOS S, WILCOX-HERZOG A. Teachers' interactions with children : why are they so important? Research in Review[J]. Young Children, 1997, 52（2）: 4-12.

[57] LADD G W. Social competence and peer relations : significance for young children and their service-providers[J]. Early Childhood Services : An Interdisciplinary Journal of Effectiveness, 2008, 2（3）: 129-148.

[58] LEARY M, TANGNEY J P. Handbook of self and identity[M]. New York: The Guilford Press, 2003.

[59] LEWES M, ROSENBLUM J. The origins of behavior[M]. New York : Wiley, 1974.

[60] MACCOBY E E, JACKLIN C N. The psychology of sex differences[M]. Stanford : Stanford University Press, 1974.

[61] MATSUMOTO D, FRANK M G, HWANG H S. Nonverbal comm- unication : science and applications[M]. Los Angeles : Sage Publications, 2013.

[62] McFERRAN K. Adolescents, music and music therapy : Methods and techniques for clinicians, educators and students[M]. London : Jessica Kingsley Publishers, 2010.

[63] MILES S B, STIPEK D. Contemporaneous and longitudinal associations between social behavior and literacy achievement in a sample of low-income elementary school children[J]. Child Development, 2006, 77（1）: 103-117.

[64] RADOCY R E, BOYLE J D. Psychological foundations of music behavior[M]. Springbridge: Charles C. Thomas, 1979.

[65] ROBB S L. Designing music therapy interventions for hospitalized children

and adolescents using a contextual support model of music therapy[J]. Music Therapy Perspectives, 2003, 21（1）: 27-40.

[66]   ROGERS C R. Client-centered therapy, its current practice, implications, and theory[M]. Boston: Houghton Mifflin, 1951.

[67]   SAMEROFF A J, SEIFER R, BALDWIN A, et al. Stability of intelligence from preschool to adolescence : The influence of social and family risk factors[J]. Child Development, 1993, 64（1）: 80-97.

[68]   SLAUGHTER V, DENNIS M J, PRITCHARD M. Theory of mind and peer acceptance in preschool children[J]. British Journal of Developmental Psychology, 2002, 20（4）: 545-564.

[69]   WINNTER E. Invented worlds[M]. Cambridge : Harvard University Press, 1982.